iUniverse books may be ordered through booksellers or by contacting:

iUniverse
1663 Liberty Drive
Bloomington, IN 47403
www.iuniverse.com
1-800-Authors (1-800-288-4677)

ISBN: 978-1-5320-9724-9 (sc)
ISBN: 978-1-5320-9725-6 (e)

Print information available on the last page.

iUniverse rev. date: 03/05/2020

Manual
DMSO
para médicos

Manual DMSO para médicos

Archie H. Scott

Editorial Don Bosco
Ecuador

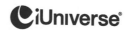

Índice

Agradecimientos..vii

Prefacio..ix

Introducción...1

Capítulo 1 Alzhéimer...6

Capítulo 2 Amiloidosis..11

Capítulo 3 Artritis...14

Capítulo 4 Cáncer: DMSO y terapia convencional....21

Capítulo 5 Cáncer: DMSO-laetrile..........................29

Capítulo 6 Cabello y cuero cabelludo......................35

Capítulo 7 Cefaleas...37

Capítulo 8 Cirrosis del hígado.............................40

Capítulo 9 Cistitis intersticial..........................42

Capítulo 10 Diabetes..45

Capítulo 11 Dientes y encías...............................47

Capítulo 12 Dolor..51

Capítulo 13 Enfermedades mentales......................55

Capítulo 14 Esclerodermia...............................62

Capítulo 15 Esclerosis múltiple..........................65

Capítulo 16 Fibromialgia...............................68

Capítulo 17 Herpes zóster y simplex....................70

Capítulo 18 Infección...73

Capítulo 19 Infecciones por hongos....................76

Capítulo 20 Inflamación...............................79

Capítulo 21 Legalidad de DMSO

    y precauciones...83

Capítulo 22 Lesiones atléticas 86

Capítulo 23 Lesiones cerebrales.............................95

Capítulo 24 Lesiones cerebrales: Accidentes

    cerebrovasculares......................................101

Capítulo 25 Lesiones de la médula espinal..............106

Capítulo 26 Lupus eritematoso.............................109

Capítulo 27 Medicina de emergencia......................111

Capítulo 28 Piel..114

Capítulo 29 Prostatitis.......................................118

Capítulo 30 Quemaduras.....................................121

Capítulo 31 Radiación (protección)........................123

Capítulo 32 Retraso mental..................................129

Capítulo 33 Sistema auditivo................................136

Capítulo 34 Sistema digestivo 140

Capítulo 35 Sistema respiratorio...........................143

Capítulo 36 Sistema visual...................................147

Capítulo 37 Túnel carpiano (síndrome)....................151

Conclusión 153

Sobre el autor..157

Agradecimientos

A lo largo de los años, son muchas las personas que han contribuido con información y apoyo para esta investigación sobre el DMSO.

Primero quisiera nombrar a Stanley Jacob M.D., padre del DMSO y mi mentor, quien me proporcionó mucha de la información inicial sobre el DMSO y fue la persona que consiguió que yo me interesara en la investigación y tratamiento médico con este producto.

De igual manera, no puedo dejar de mencionar a Frank Cousineau y a Lorraine Rosenthal de la Sociedad de Control de Cáncer, quienes me han dado siempre información y apoyo.

Otras personas que han tenido gran influencia tanto en este libro como en mi experiencia con el DMSO o con informaciones y productos para la salud incluyen a Linda Walton y los doctores Veronika Voss, Carolyn Goldman, Irving Schultz, Gary Schultz, Irving Schaeffner M.D., Marjorie Ward, Leona Reams, Travis Thomas y Evelyn Jackson.

También quiero agradecer a Jessica "Jay" Yurick por sus habilidades en informática y mecanografía y a Ron Bronson que resultó ser un excelente editor y muy hábil en detectar errores.

Un sincero agradecimiento a dos organizaciones que han hecho mucho por la investigación médica y la salud: la *New York Academy of Science* y la *Cancer Control Society*, conocidas por su honesta y fiable información.

Prefacio

¡DMSO es una sustancia maravillosa!

Hace diez años empecé a usar DMSO en pacientes de Ecuador, país donde ejerzo como médico hace treinta años. Entonces me surgió la necesidad de entender de mejor manera a la molécula, e inicié una búsqueda en bases de datos para ubicar artículos publicados en revistas médicas. Esto tuvo resultados positivos, pero no con tanto éxito. En aquel tiempo no existían libros dedicados a los usos médicos del DMSO.

En el año 2014, encontré por accidente en Internet el libro: *The DMSO Handbook for Doctors,* escrito por Archie Scott en el 2013. Este fue el primero, y hasta la fecha, el único libro dedicado a los usos médicos del DMSO.

Después supe que Archie H. Scott es considerado uno de los principales investigadores de DMSO a nivel mundial. Su investigación incluye las propiedades del DMSO, el uso y la aplicación en hospitales, clínicas, en casa e inclusive en el trabajo.

Entonces decidí contactar a Archie, quien estaba intentando editar su libro en español. Es así que nació este proyecto de traducir este libro a habla hispana.

Presentamos esta edición para toda Latinoamérica.

Dr. Lance Evans Grindle
Investigador de DMSO
Quito, Ecuador
lance@waldos.org.ec

Preface

DMSO is an amazing substance!!!

I began treating patients with DMSO, in Ecuador, as a doctor, approximately 10 years ago. I started by trying to research DMSO through databases and locating articles published in medical journals. The effort was partially successful but very tedious. There were no books in English at that time dedicated to just the medical uses of DMSO.

That is, until 2014, when I accidentally came across Archie Scott's *The DMSO Handbook for Doctors* on the Internet. It had just been published the year before. This was the first, and to date only, book published on the Medical Uses of DMSO.

I learned that Archie Scott is among the top two or three world-wide sources for information related to DMSO. His knowledge encompasses its properties, its uses and applications in hospitals, medical clinics, home and the workplace. So, I contacted Archie Scott, the author, and discovered that he had been trying to publish his book in Latin America in Spanish.

That is the story about how this translation and publishing project, translation of the *DMSO Handbook* into Spanish, was born.

I have been privileged and honored by the author's request to do this Preface to the Spanish first edition of de *DMSO para médicos*.

We would like to dedicate this Spanish first edition to all of Latinoamerica.

And to the patients that Latin American Doctors treat.

Dr. Lance Evans Grindle
Investigador de DMSO
Quito, Ecuador
lance@waldos.org.ec

Introducción

El dimetilsulfóxido, comúnmente llamado DMSO, fue descrito por sus partidarios (casi todos los que lo han utilizado) como un verdadero milagro médico. Ha sido usado para tratar cientos de males que afligen a la humanidad. De hecho, por sí solo, o combinado con otros medicamentos, el DMSO ha demostrado ser útil para tratar prácticamente todo tipo de problema médico conocido.

¿Qué es el DMSO? Es un compuesto químico natural extraído de la pulpa de la madera a ser procesada para la obtención del papel. Está compuesto de dos grupos de metilo (CH_3), un átomo de azufre y uno de oxígeno. Alexander Zaytev, químico ruso, lo sintetizó por primera vez en 1866, pero fue completamente ignorado durante más de ochenta años. A finales de los años cuarenta, unos químicos industriales empezaron a investigar las capacidades disolventes del DMSO. Se necesitaban solventes mejorados y se interesaron en utilizar productos de desecho derivados de los árboles.

El desarrollo comercial del DMSO comenzó en la década de los cincuenta. Crown Zellerbach, una gran compañía americana, manufacturera de papel, comenzó a obtener DMSO, hasta convertirse en la mayor productora del mundo. En aquella época, Robert J. Herschler era el supervisor de las investigaciones de aplicación en el departamento de productos químicos en la planta de

Crown Zellerbach, en Camas-Washington, localizada al otro lado del río Columbus y de la Universidad de Ciencias de la Salud de Oregón. Como químico, el señor Herschler condujo la investigación sobre el DMSO y sobre otros tres productos derivados.

Stanley W. Jacob M.D. era el jefe del equipo de trasplantes de órganos en la Escuela de Medicina de la Universidad de Oregón, ahora denominada Universidad de Ciencias de la Salud de Oregón. Necesitaba preservar órganos a temperaturas bajas sin que se formara cristales de hielo. Se había intentado con varios productos sin éxito. Antes del DMSO no había manera de preservar los órganos sin formación de cristales, los mismos que destruían los tejidos.

El Dr. Jacob y Robert Herschler se conocieron en 1961 y el Dr. Jacob descubrió las capacidades anticongelación del DMSO, por eso la preservación de órganos sigue siendo uno de los muchos usos del DMSO. Mientras el DMSO al 100 % se congela a 18,5 °C, una mezcla de 50 % de DMSO y agua, no se congela a temperaturas inferiores a 0 °C.

El Dr. Jacob pronto descubrió que el DMSO tenía muchas propiedades que serían demostradas después; el DMSO es uno de los productos médicos más importantes que se hayan descubierto. Unas pocas de estas características e incluso, una sola de ellas, podrían hacer del DMSO un increíble producto en el tratamiento de una amplia variedad de condiciones. Cuando se juntan todas estas propiedades en una sola sustancia, tenemos a nuestra disposición un producto verdaderamente asombroso.

El Dr. Jacob ha proclamado al DMSO como un nuevo principio médico, es una sustancia completamente desconocida en el mundo de la medicina. Aún no se ha descifrado completamente su mecanismo de acción y se utiliza para tratar males considerados incurables. A causa de su olor distintivo, es muy difícil hacer estudios aleatorios (doble ciego) con DMSO. Sin embargo, siempre es posible hacer estudios con el DMSO, comparando los resultados con otros tratamientos. Por ejemplo, si una enfermedad a una cierta etapa tiene una tasa de mortalidad a 80 % en el lapso de un año, y existe un 10 % de mortalidad en los pacientes tratados con DMSO, se demuestra que el tratamiento con DMSO ha sido exitoso. Si la tasa de mortalidad se mantiene en el 80 %, evidentemente, no tendría ninguna ventaja sobre el otro tratamiento.

El metilsulfonilmetano, comúnmente llamado MSM, es un producto derivado del DMSO. El MSM tiene muchas de las propiedades del DMSO, pero es considerado solamente un suplemento alimenticio. No ha sido sujeto a los mismos estudios médicos que el DMSO, y es considerado menos efectivo que el DMSO en el tratamiento de la mayoría de males. Sin embargo, el MSM no produce el olor a ajo que provoca el DMSO.

El DMSO es uno de los más poderosos recogedores de radicales libres que existen. Los radicales libres son fragmentos moleculares cargados de manera inestable que atacan a otras moléculas causando daños severos en las células del cuerpo. Esto perturba el funcionamiento normal de muchos órganos en el cuerpo. El daño causado por los radicales libres es insidioso y acumulativo con el paso el tiempo. Con el tiempo esto puede llevar a males como el cáncer y la artritis. También puede provocar envejecimiento prematuro. La ingesta de DMSO permitiría prevenir completamente algunas enfermedades graves.

Otra acción importante del DMSO es su efecto normalizador en el sistema inmune. Esto hace del DMSO un tratamiento importante en las enfermedades autoinmunes, ayuda también al sistema inmunológico natural a luchar contra varias enfermedades contagiosas e infecciosas.

El DMSO traspasa la piel y otras membranas celulares del cuerpo, por eso la aplicación de una pequeña cantidad de DMSO directamente sobre la piel, en pocos minutos emana olor a ajo. El DMSO es una de las pocas sustancias que tienen la capacidad de atravesar la barrera hematoencefálica. También es capaz de transportar sustancias que normalmente no pueden atravesar. Esta es la razón por la cual el DMSO es muy útil en el tratamiento importante de enfermedades cerebrales.

Es también un vasodilatador que incrementa el flujo sanguíneo, permitiendo que la sangre llegue más fácilmente a áreas en donde existen daños. Con frecuencia, un trauma disminuye el flujo sanguíneo al sitio lesionado, y algunos de los daños son causados por la falta de sangre en el área afectada, y no solamente por la lesión en sí.

En muchos casos el uso del DMSO, para tratar una enfermedad, termina ayudando a otro problema de salud completamente diferente. Esperamos que este libro guíe a doctores, tanto en Ecuador como en todo el mundo, especialmente para tratar los casos más difíciles donde nada parece funcionar.

Capítulo 1

Alzhéimer

Diferentes tipos de demencia, especialmente el Alzhéimer, se han convertido en un problema mayor a medida que la población general envejece. Se esperaría lógicamente que el DMSO ayude con todos los tipos de demencia. En el laboratorio, el DMSO promueve la maduración de las células inmaduras en el cerebro. También aumenta el flujo sanguíneo en el cerebro.

A medida que una persona envejece la circulación se va deteriorando gradualmente y puede resultar en una falta de oxígeno y nutrientes en el cerebro. Al ocurrir esto las células cerebrales pueden ser afectadas o morir. El DMSO puede prevenir esto y también ayudar a la comunicación de las neuronas entre sí, lo que permite que la persona retenga sus capacidades mentales en edades avanzadas.

Yo tuve una amiga que murió a los 101 años, ella fue partidaria del DMSO y lo usó regularmente durante más de treinta años. Al final no mostró ningún signo de decaimiento mental. Era una autoridad en la *Biblia* y tenía un nivel de inteligencia general mejor que el promedio de personas de treinta años. Nadie sabe que tan bien hubiera funcionado su mente sin el DMSO, pero es probable que su estado mental superior a tan avanzada edad pueda explicarse parcialmente gracias al uso de DMSO.

Uno de los usos más importantes del DMSO es el tratamiento de pacientes con Alzhéimer. Está demostrado que el DMSO disuelve los amiloides, las proteínas que se encuentran en las neuronas cerebrales de pacientes con Alzhéimer. Actualmente se acepta de manera general que la proteína ☐-amiloide está involucrada en el desarrollo y progresión del Alzhéimer. Muchas placas de amiloides y nudos (marañas) están siempre presentes en casos confirmados de Alzhéimer y el tamaño de este amiloide se correlaciona casi exactamente con el nivel de demencia. Una descripción detallada de las proteínas amiloides puede leerse en el artículo sobre *Microbiology of Aging* (*Microbiología del envejecimiento*), del año 1989[1].

¿Qué provoca que una proteína se vuelva amiloidogénica? Existen varias teorías posibles, una de las probables es que algún tipo de inflamación pueda causar daño a una proteína normal. Una vez que un proceso anormal comienza puede replicarse y empeorar.

El profesor Jeffrey Kelly del Instituto de Investigación Scripps ha lanzado la teoría de que la inflamación puede ser comienzo de un proceso que finalmente lleva al Alzhéimer. Las células cerebrales normales pueden ser perturbadas a causa de la inflamación y esto causar que las proteínas ß-amiloi-

---

[1] Caputa, Claudio B. y Andre I. Salama, *Las Proteínas Amiloides en la Enfermedad de Alzheimer como Metas Potenciales para Terapia Medicada*, Microbiología el Envejecimiento, Volumen 10, pp. 451-461.

des en el cerebro se plieguen mal. De acuerdo con Kelly, el proceso de inflamación puede ocurrir años antes de la aparición de síntomas y podría ser provocado por varias infecciones.

Para verificar su teoría, Kelly y sus colegas examinaron el cerebro de pacientes con Alzhéimer y encontraron evidencia de una sustancia llamada ateronales (oxyesteroles) los cuales han sido recientemente descubiertos y se refieren a la forma cómo el ozono reacciona con metabolitos normales produciendo compuestos tóxicos durante un proceso inflamatorio en el cuerpo.

Kelly y sus colaboradores hicieron ensayos clínicos en el laboratorio y encontraron que la oxidación de productos ateronales y lípidos puede acelerar muchísimo el hecho de que las proteínas ß-amiloides se plieguen mal. Kelly admite que sería difícil probar su teoría, pero que es una idea realista e interesante.

Los resultados de los estudios acerca del tratamiento del Alzhéimer con DMSO fueron presentados en la Cuarta Conferencia Internacional del Alzhéimer y trastornos relacionados con el Alzhéimer[2]. En este estudio dieciocho pacientes con probabilidad de sufrirlo fueron tratados con DMSO y controlados durante nueve meses.

---

[2] Goppa, S.A., *Nuevas posibilidades en el tratamiento de pacientes con la enfermedad de Alzhéimer*, Departamento de Neurología y Neurocirugía, *Universidad Médica*, Kisheiner, Moldavia.

Después de solo tres meses se notaron grandes mejoras en los pacientes mencionados y la mejora fue realmente notable seis meses después. La eficacia del tratamiento se midió con pruebas neurológicas y neuropsicológicas que mostraron incremento en la memoria, la concentración y la comunicación. También disminuyeron mucho los problemas de desorientación en tiempo y espacio.

Basándonos en los ejemplos anteriores, es posible que todos los que sufren de Alzhéimer y otras formas de demencia se beneficiarían con el uso de DMSO. Se debería comenzar el tratamiento tan pronto sea detectado un deterioro importante, ya que la mejora es más notable con pacientes en fase preliminar. Si se permite progresar la condición después de cierto punto, puede ser imposible revertir los daños. Quienes quieran realmente mantener una buena salud mental en la vejez deberían utilizar DMSO antes de notar cualquier deterioro mental.

La mejoría fue realmente notable seis meses más tarde. La eficacia del tratamiento se obtuvo de los resultados realizados con pruebas neurológicas y neuropsicológicas que mostraron mejoras en la memoria, la concentración y la comunicación. También disminuyeron mucho los problemas de desorientación en tiempo y espacio.

Basándonos en los ejemplos anteriores, es recomendable que todos los que sufren de Alzhéimer y otras formas de demencia sean tratados con DMSO. Se debería comenzar el tratamiento tan pronto como se detecte un deterioro importante ya que la mejora es más sorprendente con pacientes en fase preliminar. Si se ha permitido progresar la condición, puede ser imposible revertir los daños.

Capítulo 2

Amiloidosis

La amiloidosis es una enfermedad que se caracteriza por depósitos anormales de la proteína amiloide en varios tejidos del cuerpo. Esta amiloide es producida por una alteración en la estructura secundaria de las proteínas que se transforma en una forma agregada insoluble similar a la lámina ß. Se han identificado aproximadamente sesenta proteínas amiloides diferentes, al menos treinta y seis intervienen en enfermedades humanas.

La amiloidosis puede ser muy difícil de diagnosticar especialmente en las primeras etapas, los síntomas varían mucho dependiendo de la parte del cuerpo donde ocurre el depósito de amiloides. Muchos pacientes no son diagnosticados y la amiloidosis puede afectar a muchos órganos internos; además, los síntomas pueden parecerse y confundirse con muchas otras enfermedades.

La amiloidosis puede ser local o sistémica. La forma localizada afecta a un solo órgano o una sola parte del cuerpo sin provocar ningún daño al resto del cuerpo. Dos afecciones comunes asociadas a la amiloidosis local son la diabetes tipo II, cuando la proteína amiloide se acumula en el páncreas; y el Alzhéimer cuando la proteína amiloide se acumula en el cerebro. El próximo capítulo ofrece más detalles sobre la proteína amiloide del Alzhéimer. La amiloidosis sistémica puede causar daño a cualquier órgano en el cuerpo. Con frecuencia muchos órganos diferentes se ven involucrados y cualquier actividad tóxica de estos órganos puede causar la muerte. Es frecuente que el corazón se vea afectado y presenta una gran variedad de síntomas que van desde las arritmias y latidos irregulares hasta la insuficiencia cardiaca congestiva. El tracto respiratorio también puede sufrir. El bazo puede agrandarse y en algunos casos se rompe. El sistema gastrointestinal también puede resultar afectado causando diarrea, vómito y hemorragias.

El tratamiento convencional para la amiloidosis consiste principalmente en el uso de esteroides y quimioterapia; en otras ocasiones también se realiza el trasplante de células madre. Generalmente, todos estos tratamientos han dado resultados limitados.

Un importante estudio en ratones utilizando el DMSO fue dirigido por Mordechai Ravid, Igal Kedar, M. Greenwald y Ezra Sohar en la escuela de medicina Sachler en la Universidad de Tel Aviv, en Israel. Se provocó amiloidosis en estos ratones inyectándoles dieciocho días con caseína sin vitaminas. Los observaron durante sesenta días y luego los sacrificaron para hacerles la autopsia.

La orina de los ratones tratados con DMSO presentó fibras descompuestas de amiloides poco después de comenzar el tratamiento. Cuando hicieron la autopsia en los ratones tratados con DMSO, sus hígados estaban libres de depósitos de amiloides. Los hígados de los ratones que no fueron tratados con estaban cargados de amiloides. Este estudio demuestra que el DMSO disolvió la proteína amiloide. Otros estudios han dado resultados variados. Sin embargo, no hay estudios que muestren efectos adversos cuando se trata la amiloidosis con DMSO. Por lo tanto, no hay razón para no tratar todos los casos de amiloidosis con DMSO. Esto no significa que el DMSO debería ser el único tratamiento. DMSO puede ser combinado con cualquier otro tratamiento con el que podría funcionar más eficientemente.

Capítulo 3

Artritis

Según la Fundación contra la artritis, más de veintiún millones de estadounidenses sufren esta enfermedad, la misma que puede ser leve con poco dolor durante algún tiempo o muy grave, con mucho dolor y pérdida de movimiento. Es la primera causa de discapacidad en personas mayores de sesenta y cinco años.

El tratamiento médico convencional usa una peligrosa combinación de analgésicos cuyo propósito es únicamente detener el dolor. Medicamentos como la aspirina, la cortisona y los antiinflamatorios no esteroidales no previenen ni corrigen el problema, ya que reducen el dolor afectando a la salud del paciente, sobre todo si se consumen durante largo tiempo.

Los antiinflamatorios no esteroides dañan mucho las articulaciones del paciente. Los AINES bloquean las enzimas que ayudan a producir compuestos inflamatorios, pero también inhiben la acción de las enzimas que ayudan a producir el cartílago. Por eso el paciente puede sentir un poco de alivio al tomar los AINES mientras al mismo tiempo este medicamento empeora el proceso de la artritis.

¿Qué tal unos medicamentos más naturales? Muchos pacientes han informado sobre resultados positivos con sulfato de glucosamina. Muchos otros han tenido buenos resultados usando el MSM. Ninguno de estos productos parece producir efectos secundarios, reduciendo el dolor en gran medida. Muchos estudios médicos han mostrado bajos niveles de azufre en las articulaciones con artritis, lo que prueba que la falta de azufre es un factor que favorece la osteoartritis.

La mayoría de personas que visitan las fuentes termales obtienen resultados positivos ya que el agua generalmente contiene una gran cantidad de azufre natural. Aunque el agua también es beneficiosa, el aspecto más curativo de estas termas es su contenido en azufre.

Varias clínicas para tratar artritis han usado inyecciones con DMSO y han obtenido resultados en tres días. Sin embargo, estos resultados no son fiables puesto que para tratar completamente la artritis y obtener resultados perdurables se necesitan más de tres días. A pesar de todo, hay casos en que se ha logrado un alivio inmediato temporal.

Los médicos y pacientes que han usado DMSO están de acuerdo con que el DMSO es el mejor tratamiento contra la artritis, ya sea osteoartritis o artritis reumatoide aplicando directamente DMSO o combinando con otras sustancias. También se puede usar de manera tópica, por inyección o por vía oral.

Cuando se usó DMSO por primera vez se aplicó directamente sobre el área afectada. Actualmente existen lociones tópicas que contienen DMSO con otros productos que son más efectivos que el DMSO puro.

A un hombre de sesenta años que no podía mover su dedo se le aplicó una loción con DMSO y pimiento capsicum. Pocos minutos después comenzó a moverlo. Estaba sorprendido y seguía moviendo su dedo. Su esposa le veía mover su dedo y le preguntaba: "Jack, ¿de verdad puedes mover tu dedo?", él le respondía: "Sí, ¿no lo ves moviéndose?"

El DMSO hace mucho para mejorar la artritis y no tiene efectos secundarios como los AINES porque primero reduce el dolor y los espasmos musculares alrededor de la articulación con artritis y luego mejora el flujo sanguíneo que lleva los nutrientes necesarios al área dañada suministrándole el azufre biológico y reduciendo la inflamación.

En mi opinión el factor más importante del DMSO en la artritis es que se trata del neutralizador de radicales libres más potente que existe. Los radicales libres son los causantes de dolencias degenerativas y por eso es lógico pensar que juegan un importante papel en la artritis reumatoide y en la osteoartritis.

La acción de los radicales libres como causa de la artritis era una teoría simple y según mis conocimientos no se ha hecho ningún estudio al respecto en los EE. UU. Sin embargo, se hizo un buen estudio privado en Brasil con treinta pacientes para confirmar la relación entre la síntesis de radicales libres y la artritis. Fue realizado en el Centro Internacional de Medicina Preventiva de São Paulo, Brasil. Aunque la osteoartritis es una enfermedad degenerativa y la artritis reumatoide es una enfermedad autoinmune, los síntomas son similares y ambas pueden provocar discapacidad física.

La clínica en Brasil usaba con frecuencia el DMSO para tratar a sus pacientes con artritis y sabían que era benéfico. Quince de estos pacientes tenían osteoartritis y quince artritis reumatoide. Se utilizó el test de HLB (Heiton-La Garde-Bradford) que mide las especies tóxicas reactivas al oxígeno para verificar la producción de radicales libres.

El tratamiento que se hizo fue el mismo que se había realizado con todos los pacientes con artritis durante los cinco años anteriores. Para este estudio se usaron 5 ml de DMSO con complejo B, vitamina C y sulfato de magnesio. Se les dio una infusión dos veces por semana durante cinco semanas y luego una vez al mes durante dieciocho meses. Se examinó a los pacientes para verificar sus radicales libres antes del tratamiento, luego inmediatamente después de la infusión de DMSO y otra vez cuando se completó el estudio. Los resultados mostraron una disminución de 66 % de la producción de radicales libres después de la administración de DMSO. Al terminar el estudio se comprobó una disminución del 52 %.

Con este protocolo, la mejoría clínica de los síntomas fue superior al 85 % de los pacientes con osteoartritis y al 77 % en los pacientes con artritis reumatoide. Fueron resultados duraderos y obtenidos sin utilizar ninguna medicación y sin medicación que contenía esteroides.

Casi todos los pacientes tratados con DMSO que conozco han notado una mejoría a la vez en el dolor y el movimiento. Un paciente que tiene actualmente sesenta y tres años era jugador de fútbol americano, de basquetbol y que luego corrió maratones (carreras de 40 km) durante veinte años, notó un dolor que aumentaba en sus rodillas y caderas. Poco después le dolía todo. Su médico le recetó analgésicos poderosos e inyecciones de cortisona, además, le dijeron que tendría que seguir viviendo con analgésicos. Este hombre sabía que estos medicamentos le estaban perjudicando, pero también quería aliviar el dolor. Finalmente, se decidió por tratamientos naturales. Le pareció encontrar alivio cuando usó sulfato de glucosamina. Un año después probó con el DMSO. Se aplicó en las rodillas una solución de DMSO al 90 % todos los días y también tomó una cucharada de DMSO en cuatro onzas de jugo. Comenzó a sentirse mejor inmediatamente y también a tener más energía. Dos días después este hombre tenía poco dolor y podía pensar de manera más clara.

Los médicos que han tratado a pacientes con artritis usando el DMSO han recomendado varias combinaciones y métodos de tratamiento: unos prefieren la aplicación tópica, otros recetan tomar el DMSO con jugo o agua. Si el paciente está tomando medicamentos fuertes, puede ser necesario reducir o finalmente eliminar esta medicación.

Los pacientes que han empleado MSM, un derivado del DMSO, usualmente siguen usando el MSM ya que no es tóxico y puede utilizarse cuando el paciente no quiere el DMSO por el mal olor que produce. Aquellos que usan el sulfato de glucosamina pueden seguir usándola junto con el DMSO.

Algunos pacientes afirman que se sienten mejor cuando combinan el sulfato de glucosamina con el DMSO; otros prefieren combinar el DMSO con el MSM, combinaciones que no causan ningún daño. El médico puede observar cómo evolucionan sus pacientes según las diferentes combinaciones.

Con frecuencia los pacientes que han tomado otros medicamentos durante años y que han probado DMSO, se han sentido tan bien que deciden dejar aquellos remedios y quedarse solo con DMSO o con otros productos más naturales, pero no se debe hacer sin vigilancia médica. Si usted es un paciente medicado durante largo tiempo, no debe dejar de tomar su medicamento sin consultar a su médico, aunque se sienta muy bien. Es mejor consultar con el médico que le recetó anteriormente y contarle que desea interrumpir estos medicamentos. Seguramente usted debería interrumpir su medicación gradualmente durante varios días o incluso meses, pero no olvide que usted necesita la ayuda de un profesional para evitar resultados adversos.

Todos los médicos que tratan a pacientes con artritis deberían familiarizarse con el DMSO. El paciente puede ser tratado tópicamente para la artritis localizada como un dedo o una rodilla. El médico recetará varias combinaciones, decidiendo cómo usar de mejor manera el DMSO.

Capítulo 4

Cáncer - DMSO y terapia convencional

Se ha utilizado el DMSO de forma exitosa en el tratamiento contra el cáncer durante casi cincuenta años. Varias propiedades del DMSO podrían convertirlo en uno de los productos conocidos más importantes para tratar el cáncer. Sus agentes antioxidantes y desintoxicantes son poderosos, el DMSO puede atravesar el tejido y las células del cuerpo llevando consigo otros medicamentos. El DMSO es un anticancerígeno por sí solo y lo es más cuando se combina con otros medicamentos anticancerígenos.

Cualquiera de estas importantes propiedades podría indicar que el DMSO es eficaz para el tratamiento del cáncer. Cuando todas estas propiedades están combinadas en un solo producto se obtiene una de las más potentes medicinas anticancerígenas conocidas.

Estudios controlados han mostrado que el DMSO tiene por sí solo un efecto positivo en células de cultivo de leucemia. Uno de los primeros ensayos clínicos que se reportaron fue dirigido por la Dr. Charlotte Friend, una de las mejores virólogas del mundo. En análisis realizados en el Hospital Mt. Sinaí de la ciudad de Nueva York, ella descubrió que cuando se añadía DMSO a una prueba de cultivo, las células cancerosas cambiaban y se volvían células normales.

Otro estudio realizado en la Universidad Nova en Fort Lauderdale, Florida, combinó el DMSO con un anticancerígeno llamado ciclofosfamida, un éster del gas mostaza de la Primera Guerra Mundial. Administrando la ciclofosfamida directamente a ratas de laboratorio disminuía el conteo de glóbulos blancos y en altas dosis las mataba. Cuando se administró DMSO en bajas dosis con agua para beber, con una baja dosis de ciclofosfamida, hubo una fuerte actividad anticancerígena, sin disminución de glóbulos blancos. Si se realiza el tratamiento suficientemente temprano, el cáncer introducido en las ratas fue aniquilado y muchas de las ratas quedaban sanas.

En ensayos clínicos efectuados en otros hospitales y clínicas, organismos cultivados que con frecuencia aparecían en pacientes con cáncer dejaron de crecer cuando se añadió DMSO al cultivo. Otros estudios mostraron que el DMSO, tanto solo como con otras sustancias, ha fortalecido el sistema inmunológico del cuerpo.

Un importante estudio sobre el cáncer, probablemente el principal que se ha hecho, fue en Chile entre 1969 y 1971[3]. Se utilizó una combinación de DMSO con aminoácidos y ciclofosfamida en 65 pacientes con cáncer en el Hospital Militar de Santiago. Todos los pacientes estaban clasificados como incu-

---

[3] Garrido, J.C. y R.E. Lagos, *La terapia del dimetilsulfóxido como agente reductor de toxicidad y potencializador de ciclofosfamido en el tratamiento de diferentes tipos de cáncer*, Anales de la Academia de Ciencias de Nueva York, 245:412-420, 1975.

rables y casi todos habían sido tratados con métodos convencionales. Ninguno de ellos había respondido favorablemente a tratamientos convencionales y se esperaba que todos murieran de cáncer.

La toxicidad de la ciclofosfamida y otros agentes de quimioterapia limitan el tiempo útil de uso. La toxicidad de una quimioterapia con frecuencia produce la muerte del paciente antes que sea el cáncer la causa de su defunción. En este estudio, se disolvió ciclofosfamida en DMSO que reduce notablemente su toxicidad y al mismo tiempo incrementó su actividad anticancerígena.

Los oncólogos no están de acuerdo con la dosis de ciclofosfamida más efectiva contra el cáncer. En este estudio se decidió usar dosis altas y espaciadas de 10-30 mg/kg de peso corporal con inyección intravenosa (que estas dosis son peligrosas en pacientes tan débiles como eran los de este estudio).

Se decidió administrar de 4-5 mg/kg de peso corporal, diariamente o pasando un día, hasta llegar a 3-4 gramos si el paciente no presentaba efectos secundarios. Cuando transcurrió el primer ciclo de tratamiento, se interrumpieron las inyecciones durante doce a quince días después de los cuales comenzaba otro ciclo hasta que hubieran administrado otros 3-4 gramos.

La reanudación de los ciclos dependía en la remisión del cáncer y en la condición general del paciente, la dosis total de ciclofosfamida administrada a un paciente variaba con el promedio total de la dosis de 6,4 gramos. Lo máximo fueron 25 gramos administrados a un paciente durante más de un año. La dosis total promedio de 6,4 gramos, considerada baja, fue suficiente para obtener la remisión de la mayoría de los pacientes sin causarles reacciones tóxicas serias.

Los mejores resultados se obtuvieron con pacientes que tenían linfomas. Veintidós pacientes fueron tratados. Todos mostraron una remisión subjetiva y veintiún de ellos también con una remisión objetiva. A pesar de que no todas las remisiones duraron y algunos pacientes no sobrevivieron, los resultados fueron mucho mejores de lo que se esperaba.

Se dieron remisiones subjetivas y duraderas en cincuenta y siete pacientes de los sesenta y cinco que participaron en el estudio. Muchos de ellos sufrían de fuertes dolores y lograron descontinuar el uso de morfina y otros calmantes durante el tratamiento. Normalmente, el dolor causado por efectos secundarios de la quimioterapia es extremo. En este caso se redujo el dolor durante el tratamiento y en ningún caso se incrementó.

Un oncólogo de Los Ángeles, California, tenía un paciente grave con linfosarcoma y no le daba esperanzas de vida. Se informó al paciente y a su familia sobre el pronóstico y el paciente pidió al doctor usar DMSO. El doctor informó a su paciente de la posibilidad de sobrevivir con una quimioterapia a baja dosis combinando el DMSO con otro tratamiento autorizado pero que no podía garantizarle que fuera eficaz.

El médico decidió dar a su paciente este tratamiento intravenoso con goteo lento de 4 mg/kg de peso corporal de ciclofosfamida disuelta en 1 mg/kg de peso corporal de DMSO. Se lo administraron con una solución salina cuatro veces a la semana durante seis semanas.

El paciente respondió inmediatamente y después de una semana de tratamiento ya se sentía mejor. No hubo ninguno de los efectos secundarios de la ciclofosfamida. Incluso se sintió mejor durante la quimioterapia. Al terminar las seis semanas, el paciente se sentía más fuerte y más sano que nunca.

El paciente también cambió su estilo de vida, había fumado más de un paquete de cigarrillos diario durante toda su vida adulta y admitió haber bebido demasiada cerveza. Dejó de fumar y beber antes de comenzar el tratamiento y prometió no consumirlos nunca más. Seis años después de haber padecido de linfosarcoma terminal, este hombre estaba vivo y con buena salud.

La mayoría de los pacientes con cáncer que están en tratamiento de quimioterapia deberían ser tratados con DMSO como parte de su tratamiento. Los efectos secundarios de quimioterapia pueden ser extremos e incluso fatales. El DMSO reduce y a veces elimina estos efectos secundarios tóxicos y, al mismo tiempo, aumenta los aspectos positivos de la quimioterapia. Utilizando adecuadamente el DMSO y la quimioterapia, el porcentaje de supervivencia de cáncer incrementaría significativamente.

La radioterapia contra el cáncer

Desde hace cuarenta años se conoce que el DMSO protege de la radiación, por eso es lógico que el DMSO se utilice como agente protector cuando se administra radiación a un paciente con cáncer. Esta idea fue probada en un estudio con pacientes con cáncer cervical en Rusia y se hizo un reporte al respecto en la revista Meditsinkskaia Radiological[4].

En este estudio se aplicó DMSO tópicamente a veintidós pacientes con cáncer cervical antes del tratamiento de radiación. El grupo de control consistía de cincuenta y nueve pacientes que recibieron radioterapia sin la protección de DMSO. El DMSO protegió a los veintidós pacientes de las quemaduras que normalmente resultan de este tratamiento. El grupo de control tuvo las quemaduras esperadas al igual que otras reacciones tóxicas.

Una mujer de Los Ángeles sufría de cáncer a los pulmones y su doctor decidió aplicarle fuertes dosis de radiación a ambos pulmones. Ella le dijo a su doctor que quería usar DMSO durante la radiación y él le respondió que ella no podía usar DMSO ni ningún otro producto sin su aprobación ya que podía interferir con su tratamiento. En realidad algunos estudios han demostrado que el DMSO no solo provee protección contra los efectos tóxicos de la

---

[4] G.M. Zharinov, S.F. Vershinina y O.I. Drankova, *Prevención de daños por radiación en la vejiga y el recto con aplicación local de dimetilsufóxido*, Meditsinskaia Radiological, 20:16-18, marzo 1985.

radiación, sino que también hace que los efectos de la radiación sean más efectivos contra el cáncer.

Al finalizar el tratamiento, el doctor constató que la radiación había sido un éxito; sin embargo, la señora sufrió quemaduras severas por radiación en ambos pulmones. Necesitó tres meses de oxígeno después de estos tratamientos con radiación y durante las peores crisis respiratorias no estaba segura de sobrevivir.

La terapia de DMSO que se debió administrarle durante la radiación se hizo la semana posterior al tratamiento de radiación. La señora recibió DMSO en inyección una vez por semana, tomaba una cucharada dos veces al día con jugo y se aplicaba una loción con DMSO sobre el pecho dos veces al día. Se recuperó de las quemaduras rápidamente. Sin embargo, según el estudio ruso se hubiera podido evitar las quemaduras completamente utilizando de manera tópica el DMSO antes de cada radiación.

Otra mujer de Los Ángeles que sufría de cáncer al pulmón consultó con un radiólogo que decidió someterle a una alta dosis de radiación. Él le informó que se quemaría severamente los pulmones si no se protegían y que el tratamiento sin protección causaría más daños.

El radiólogo conocía del tratamiento ruso y cómo usar el DMSO para reducir o eliminar las quemaduras. Acordaron mutuamente aplicar tópicamente DMSO justo antes de la radiación. El tratamiento funcionó mucho mejor de lo que había esperado la paciente ya que no tuvo ninguna quemadura ni efectos secundarios causados por la radiación.

Tres años después de este tratamiento, la paciente dijo que se sentía bien y que esperaba vivir muchos años más. El médico estuvo de acuerdo con que la alta dosis de radiación sin el DMSO hubiera sido imposible. Su paciente estuviera ahora muerta sin la combinación del tratamiento.

Capítulo 5

Cáncer: DMSO-laetrile

Desde 1970 se ha utilizado el DMSO combinado con laetrile en el tratamiento del cáncer de diversas maneras que incluyen inyecciones intravenosas por goteo o por impulso. También se lo ha administrado por inyecciones intramusculares o de manera tópica directamente al cáncer. Luego del tratamiento inicial, el paciente frecuentemente ingiere pastillas de laetrile y DMSO por vía oral.

El tratamiento de DMSO con laetrile intravenoso por goteo fue realizado por primera vez por Elmer Thomassen MD en Newport Beach, California en 1977. El paciente era un artista de Nueva York que tenía más de treinta tumores en distintas partes de su cuerpo, viajó a California para recibir el tratamiento. Este paciente recibió el tratamiento por goteo continuo con DMSO, laetrile y vitamina C y, además, se le aplicó la combinación directamente sobre los tumores más grandes.

Un tumor especialmente grande en el hombro en donde se había originado el cáncer había sido extirpado, pero volvió a salir junto con otros tumores que aparecieron en el resto de su cuerpo. El tumor más grande disminuyó en 50 % antes del fallecimiento del paciente.

A pesar de que el paciente no sobrevivió, el procedimiento fue proclamado exitoso puesto que el paciente estaba en estado terminal diagnosticado con pocos días de vida cuando comenzó con la aplicación de DMSO y laetrile. Hubo una disminución importante del dolor y su condición mejoró. El médico que admitió al paciente en el hospital donde falleció no tenía mayores esperanzas por él, pero después de una semana de tratamiento llegó a pensar que el paciente podría recuperarse.

El segundo paciente tratado con DMSO-Leatrile fue una dama que estaba a punto de morir con un cáncer de la lengua y una infección de estafilococo. Le trasladaron del hospital a la casa de su hermano, un médico en Pasadena, California. Esta dama no podía usar su boca. Tan pronto como salió del hospital le aplicaron una solución intravenosa de DMSO-Leatrile. Cuando le dijeron al médico que su hermana se sentiría mejor con este tratamiento él contestó: "Ya lo sabremos en un par de días si todavía vive. En dos o tres días sabremos si el tratamiento ha sido exitoso".

Tres días después la dama estaba comiendo comida blanda y tres meses después estaba viviendo una vida normal y había subido veinte libras de peso. Le preocupaba su aspecto físico y lo delgada que estaba. No recordaba haber dejado el hospital o lo que le había ocurrido en los peores días; sin embargo, en ese momento se estaba bien y en recuperación total.

El médico, hermano de la paciente, dijo después que cuando comenzaron el tratamiento no pensó que habría ninguna posibilidad de que ella viviera una semana. Siguió con el ensayo solamente porque su hermana estaba en fase terminal y quería hacer todo lo posible para salvarle la vida. Dijo que fue la recuperación más sorprendente que había visto en sus treinta años de ejercer la medicina.

Esta paciente siguió usando pastillas de laetrile y DMSO durante varios años y después para precautelar una recaída. Diez años después se le contactó nuevamente y tenía buena salud.

El cáncer al cerebro es inoperable y con frecuencia fatal a corto tiempo. En 1979, después de su cirugía, una chica de diecinueve años descubrió que no se había podido extirparle todo el tumor. Pensaron que la cirugía disminuiría las convulsiones y otorgaría algunos meses más de vida, pero el cirujano no le dio esperanza de supervivencia y le comunicó que le quedaban menos de seis meses de vida.

La familia y la chica se decidieron por realizar el tratamiento con DMSO y laetrile en el Centro Médico de Enfermedades Degenerativas de Las Vegas. Se les administró el DMSO a una dosis de un gramo por kilogramo de peso (alrededor de dos onzas) junto con seis gramos de laetrile y 25 gramos de vitamina C a lo largo durante cuatro horas cada día. El tratamiento duró tres semanas.

Después del tratamiento en la clínica, la paciente continuó con DMSO por vía oral, con pastillas de laetrile y vitaminas. Se sometió también a una dieta sana con comida natural y cruda. Veinte años más tarde, esta paciente estaba viva y gozando de una salud relativamente buena. Puesto que no se realizó tomografías del cerebro después de la cirugía original, no se sabe qué pasó con su tumor.

Un ejemplo más reciente de un paciente que fue tratado con DMSO-laetrile en goteo fue un hombre de cincuenta y seis años en Los Ángeles. Sufría de cáncer de próstata aunque le preocupaba más la cistitis que la radiación. Un cirujano que trataba a este hombre también dijo que la cistitis era el problema más serio de su paciente ya que sangraba mucho y se le habían hecho recientemente varias transfusiones.

Aunque la prioridad era la cistitis, era posible tratar el cáncer al mismo tiempo. Este paciente recibió 3 onzas de DMSO con 25 gramos de vitamina C y seis gramos de laetrile por medio de goteo intravenoso cinco veces a la semana durante cinco semanas. Él también tomaba durante este tiempo una cucharada de DMSO con dos onzas de aloe vera. Los sábados y domingos tomaba el aloe vera y el DMSO dos veces al día.

Tres días después de comenzar, el sangrado disminuyó notablemente y dos semanas después desapareció completamente. En aquel momento el paciente dijo que no se había sentido tan bien y tan fuerte en meses. Tres años después sigue diciendo lo mismo y sigue tomando DMSO con jugo de aloe vera todos los días y tiene la intención de mantener este programa durante el resto de su vida.

Muchos médicos en los Estados Unidos, México y otros países han informado sobre el éxito de usar laetrile con el DMSO para tratar pacientes con cáncer de cerebro, hígado, páncreas y otros considerados terminales. Ellos afirman que ese tratamiento es más eficaz que la quimioterapia/radiación y que, además, tiene pocos o ningún efecto secundario.

El laetrile se llama también amigdalina o vitamina B-17. Sus detractores aluden al contenido de cianuro que es un veneno, pero ignoran que muchas sustancias letales son necesarias para el cuerpo en cantidades pequeñas. Ellos no mencionan que los medicamentos en quimioterapia son tóxicos y pueden matar al paciente a igual ritmo que a las células de cáncer. La esperanza es que la quimioterapia pueda matar al cáncer antes de matar al paciente. Como se anotó en el capítulo anterior, el DMSO permite que la quimioterapia sea más eficaz contra las células cancerosas mientras protege a las células sanas.

¿Cómo funciona el laetrile y cómo se liberan las sustancias tóxicas solamente en el campo del cáncer? Cuando el cuerpo recibe el laetrile en su interior, es necesario activar el veneno, hay una enzima llamada ß-glucuronidasa que se encuentra en la célula en cantidades enormes. Laetrile se activa dentro de la célula cancerosa y solo allí. La acción entre el laetrile y la ß-glucuronidasa provoca la liberación de ácido cianhídrico y de benzaldehído, que por sí solos son venenosos. Sin embargo, la combinación es muchas veces menos mortal que cada uno actuando solo.

Las células normales producen otra enzima llamada rodanasa, las células cancerosas no pueden producir, que neutraliza el cianuro y lo convierte

instantáneamente en subproductos benéficos para
la célula.

Se encuentra la ß-glucuronidasa en diferentes con-
centrados en todo el cuerpo, especialmente en el hígado y el bazo. Sin embargo, estos órganos contienen
una concentración aún más alta de rodanasa. El tejido
sano está protegido por este exceso de rodanasa. La célula cancerosa que tiene mayor concentración de ß-glucuronidasa y carece totalmente de rodanasa se vuelve
completamente indefensa frente al cianuro.

El dibujo presenta como el laetrile trabaja para
matar a la célula cancerosa y no a las otras células.

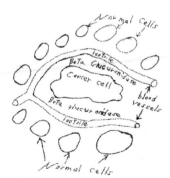

How laetrile kills Cancer
Not the Cancer patient

This drawing shows a cancer cell surrounded by
beta glucuronidase. The laetrile is carried in the
blood to the cancer site where it combines with
the beta glucuronidase to form a cyanide compound
which kills the cancer cell. The normal cells which
contain much lower levels of beta glucuronidase produce
the enzyme rhodanese which neutralizes the cyanide
and converts it into products that are beneficial to
the cell.

Capítulo 6

Cabello y cuero cabelludo

Se ha utilizado el DMSO para estimular el crecimiento del cabello durante al menos cuarenta años. Los pacientes que han perdido cabello recientemente han tenido mejores resultados. Un hombre que ha sido calvo durante muchos años no va a poder recuperar su cabello usando DMSO ni cualquier otro producto. Cuando crece el cabello, son las áreas que lo perdieron recientemente las que se recuperan.

Se ha observado el crecimiento de pelo en animales tratados con DMSO. Los gatos que habían perdido mucho pelo en pocos casos recuperaron completamente su pelaje con una loción de DMSO. Otros gatos que no habían perdido pelo, lo tenían más espeso en las partes en donde se aplicó DMSO.

Hombres y mujeres que habían perdido cabello a causa de quimioterapias por cáncer, vieron crecer su pelo más rápidamente que lo esperado usando una loción con DMSO. El oncólogo que reportó esos resultados no esperaba un crecimiento de cabello tan rápido. Permitió a sus pacientes experimentar con la loción porque sabía que era inofensiva y porque ellos querían recuperar su cabello.

¿Por qué el DMSO estimula el crecimiento del cabello? La razón principal es porque el DMSO es un excelente vasodilatador de los pequeños capilares del cuero cabelludo. Se incrementa así el flujo sanguíneo a las raíces del cabello. Se llevan los nutrientes necesarios a los folículos pilosos que permiten que crezca nuevamente el pelo. Con patrones normales de calvicie masculina, el crecimiento del pelo es normalmente lento, pero muchos pacientes presentaron resultados positivos.

El autor de este manual ha utilizado la loción de DMSO durante más de veinte años con el objetivo de mantener su cabeza cubierta de cabello. A los setenta y cinco años mantiene su cabello castaño. No hay manera de probar este resultado por usar DMSO, pero es probable que si no hubiera utilizado el DMSO hubiera perdido un poco el pelo y también el color.

Un hombre de ochenta años de Oklahoma tenía una capa de una sustancia pegajosa en su cuero cabelludo. Buscó ayuda médica y consultó a un especialista que le recomendó escalparle. Para el especialista, el paciente sufría de una infección en el cuero cabelludo que necesitaba una operación para extirparle parte del cuero cabelludo infectado. El paciente se negó a someterse a semejante operación y, finalmente, le aplicaron una loción con DMSO. Seis meses después, ya no había infección y el paciente tiene ahora un cuero cabelludo sano.

Capítulo 7

Cefaleas

Los dolores de cabeza de diversa índole afectan a la mayoría de personas en algún momento de sus vidas. Casi la mitad de la población sufre de un dolor de cabeza mensualmente. La mayoría de los dolores de cabeza son causados por espasmos musculares a nivel del cuello que provocan que los vasos sanguíneos que van a la cabeza se modifiquen. El estrés emocional y la manera cómo reacciona el cuerpo es por lo general la causa subyacente.

El DMSO ha sido utilizado para tratar cefaleas durante cuarenta años y los resultados generalmente han sido satisfactorios puesto que no hay efectos secundarios como sucede con mucha medicina analgésica convencional.

Las migrañas que se han llegado a instalarse con toda su fuerza no suelen responder a ningún tratamiento. Sin embargo, que si se atiende al dolor en su primera etapa se puede aliviar utilizando DMSO. Esto ha ocurrido con muchos pacientes, pero es importante que se reciba el tratamiento con DMSO al inicio del proceso.

El tratamiento con DMSO es una aplicación tópica sobre la cabeza, el cuello o ambos. Se puede aumentar el efecto de esta aplicación tópica inyectando el DMSO o haciendo beber al paciente DMSO con jugo o agua.

Un caso interesante de cefalea fue el de una joven en Newport Beach, California que sufría de fuertes dolores de cabeza que se habían agravado en los últimos meses. En una radiografía de su cabeza se encontró una fina capa de origen desconocido. Se decidió aplicarle DMSO de manera tópica y oral. Se le aplicó en toda la cabeza menos en la cara y se le dio una cucharadita de DMSO en cuatro onzas de agua. Le indicaron continuar el mismo tratamiento en casa diariamente hasta la siguiente cita médica.

Diez días después, ella volvió a la clínica y le preguntaron si todavía tenía jaquecas, ella respondió que sí y que se habían empeorado. Anteriormente había dicho que el tratamiento le estaba ayudando y que se sentía mejor. Finalmente, confesó lo que había hecho. Puesto que se había sentido mejor con la pequeña dosis que tomaba, decidió incrementar la dosis. Dijo que había tomado cuatro onzas de DMSO por la mañana después de la primera cita médica y luego dijo que la había tomado con un cuarto de litro de agua. En lugar de seguir las indicaciones del médico, ella decidió que si un poco era bueno, mucho era todavía mejor.

Este es un ejemplo de un paciente que no siguió las instrucciones aunque le había dicho que al tomar muchos medicamentos una sobredosis puede ser fatal. Por suerte, para ella, el DMSO es bastante seguro incluso en dosis más altas que las recomendadas. Cuando un paciente presenta efectos secundarios no esperados al utilizar el DMSO es importante preguntarle si siguió las indicaciones de su médico. Muchas veces los pacientes dicen que están tomando lo que les ha indicado el doctor, pero cuando se les pregunta cómo lo están tomando y en qué cantidad, se descubre que no.

En este caso en particular, al volver a seguir las indicaciones del médico, las jaquecas disminuyeron y en seis meses casi no sufrió dolor. Durante este tiempo tomó solamente una cucharadita de DMSO e hizo la aplicación tópica. Puesto que no volvió a la clínica en los siguientes años después del tratamiento de seis meses, se asume que ya no sufre de ningún otro problema.

Capítulo 8

Cirrosis del hígado

La cirrosis hepática puede provocar una muerte muy desagradable. Muchos pacientes cerca del centro del área de Los Ángeles que bebían mucho alcohol, estaban mal alimentados, vivían en las calles y estaban enfermos con vómito y problemas de digestión. Un grupo de estos fue diagnosticado con cirrosis hepática en fase terminal. Sin embargo, ellos querían vivir. Primero se les dijo que se les podría ayudar con un programa experimental usando DSMO, pero que si se descubría que bebían cerveza de cualquier tipo, vino o cualquier bebida alcohólica salían del programa.

Les dieron una cucharadita de DMSO durante seis meses en una onza de jugo de aloe vera dos veces al día. Doce pacientes comenzaron el programa y ocho continuaron durante los seis meses. Estos ocho pacientes experimentaron una gran mejoría en su salud, dejaron de vomitar y sus exámenes de funcionamiento hepático mejoraron. Antes del tratamiento, estos ocho pacientes proyectaban solo un año de vida por delante. Sin embargo, un año después estaban todos vivos y en mejor estado de salud que cuando empezaron el ensayo clínico.

Este estudio no significa que una persona que ha tenido una lesión severa al hígado puede simplemente usar DMSO y seguir abusando de su cuerpo con alcohol u otros productos. El paciente debe abandonar el estilo de vida que está destruyendo su cuerpo para que el DMSO pueda ayudar de manera natural a curarlo.

Capítulo 9

Cistitis intersticial

En 1978, la FDA aprobó por primera vez el DMSO para el tratamiento de la cistitis intersticial. Además, es el único uso médico del DMSO aprobado por la FDA en el año 2017. Antes no existía ningún tratamiento realmente efectivo para esta inflamación del recubrimiento interno de la vejiga. Los síntomas son similares a la cistitis causada por bacterias y que se trata eficazmente con antibióticos, pero como la cistitis intersticial no es causada por bacterias no responde a los antibióticos. Por eso el DMSO es un buen tratamiento tratar a los pacientes con cistitis intersticial que con frecuencia reportan sufrir de síntomas "por años".

La cistitis intersticial provoca graves síntomas en la vejiga como cicatrices, sangrado y disminución de capacidades. Puede haber dolor intenso, especialmente cuando la vejiga se llena a su plena capacidad. El dolor generalmente disminuye mucho al orinar. Algunos pacientes dicen que deben orinar hasta cincuenta veces diarias. La urgencia viene tanto de día como de noche. Este mal afecta a cientos de miles de personas y sobre todo a las mujeres.

Cuando se aprobó por primera vez el uso del DMSO para el tratamiento de esta enfermedad, se necesitaba usar un catéter para instilar el DMSO directamente en la vejiga del paciente, una o dos veces por semana. Algunos pacientes tienen tanto dolor que el método de instilación no resulta eficaz y por eso se puede tomar el DMSO con jugo o agua porque es más fácil. El paciente suele tomar una cucharadita de DMSO con jugo de arándano una o dos veces al día, con frecuencia dicen que el alivio es casi inmediato.

Otros médicos combinan ambos métodos, comienzan instilando la vejiga y luego el DMSO se toma por vía oral diariamente para mantener el tratamiento.

Una mujer de treinta y ocho años de Las Vegas, Nevada, informó en la clínica que sufría de severos dolores abdominales y había sangre en su orina. Necesitaba orinar cada treinta minutos y dijo a su médico que temía morir en pocos meses. Estaba segura de tener cáncer. Después de varios análisis, le dijeron que no tenía cáncer sino cistitis intersticial. La trataron con la instilación a la vejiga con DMSO y le dieron a tomar una cucharadita de DMSO dos veces al día con jugo de arándano. La mujer se sintió mejor casi inmediatamente y dos meses después sus síntomas habían desaparecido completamente. Se había quejado de depresión, dolores y molestias en todo el cuerpo, todo desapareció y se sentía como una mujer nueva.

Un hombre de cincuenta y cuatro años de Los Ángeles con un cáncer de próstata había recibido radiación. Fue a consultar a otro médico por un dolor severo y mucha sangre en la orina. El análisis reveló que lo que tenía este señor era cistitis por radiación. Se decidió aplicarle DMSO, ya que se sabe que ayuda a proteger contra el daño que causa la radiación, además, ya había sido aprobado para luchar contra la cistitis intersticial. Le hicieron tomar DMSO con jugo de arándano dos veces al día y casi inmediatamente se redujo el dolor y el sangrado. Siguió sangrando un poco durante algunos meses, pero un año después se había recuperado completamente.

Ambas, la cistitis intersticial y la cistitis por radiación son problemas muy graves. Es evidente que el DMSO debería ser normalmente la elección para tratar ambos males, puesto que no es tóxico y no perjudica al paciente. Con frecuencia la cistitis intersticial es difícil de diagnosticar y se estima que miles de casos omiten de ser diagnosticados cada año. Por eso cuando se utiliza DMSO, el paciente se beneficia aunque el problema no tenga relación con el diagnóstico.

Capítulo 10

Diabetes

Los pacientes que presentan diabetes de tipo I y II han tenido buenos resultados usando el DMSO como parte de su tratamiento, lo que no significa que hayan dejado de usar insulina. Sin embargo, algunos pacientes han podido reducir el uso de insulina gracias al consumo diario de DMSO. Ningún paciente debe cambiar su dosis de insulina sin consultar con su médico.

El DMSO ha demostrado un gran potencial al tratar la neuropatía diabética que es un problema mayor en la población de ancianos con diabetes crónica. Un buen ejemplo de esto es un hombre de Los Ángeles que había sufrido de diabetes toda su vida. Cuando llegó a los 64 años presentaba dificultades para caminar, tenía mala circulación y sufría de neuropatía severa en la parte distal de las piernas y en ambos pies. Decía que no sentía el piso cuando caminaba. Recibió el tratamiento con DMSO tópico dos veces al día en ambos pies y piernas. También tomó una cucharadita de DMSO con jugo cada noche después de la cena. Se le pidió seguir cuidadosamente su dieta para diabéticos y aunque no le gustó, tuvo que seguir un programa de ejercicios. Le dijeron que si no hacía todo correctamente podría quedar sin poder caminar.

A los pocos días la sensibilidad volvió a sus pies y podía sentir cuando sus pies tocaban el suelo. Este hombre probablemente seguirá utilizando insulina por el resto de su vida, pero con un uso adecuado de DMSO, dieta y ejercicio puede disfrutar de una vida más feliz y activa.

En Ventura, California, hubo otro caso severo de diabetes: un ingeniero con mala circulación en sus pies. Le habían dicho que era necesario amputarle dos dedos del pie. No había posibilidad de salvar sus dedos y cualquier demora podría provocar la pérdida del pie, según el cirujano. El ingeniero estaba completamente en contra de la amputación. La aplicación de DMSO de manera tópica a sus dedos, a sus pies y a sus piernas permitió que sus dedos mejoraran gradualmente y se evitó la operación.

El DMSO mejora el suministro de sangre dilatando los pequeños vasos sanguíneos incrementando así la circulación hacia las extremidades. El DMSO debería formar parte del tratamiento normal de todo diabético y no se debería esperar hasta tener un problema de circulación mayor en el que se considere la amputación. La prevención del problema debería ser el objetivo y es probable que muchas de las amputaciones relacionadas con la diabetes pudieran evitarse con un tratamiento cotidiano de DMSO en todas las personas diabéticas.

Capítulo 11

Dientes y encías

La principal causa de pérdida dental en la gente mayor es la periodontitis que afecta a las encías. La mala higiene bucal y la mala dieta con exceso de azúcar refinada aumentan la proliferación de bacterias. El uso regular de DMSO en el cepillado reduce en gran parte el crecimiento de bacterias.

La enfermedad en las encías y en la membrana de soporte, en su primera etapa se llama gingivitis. Es una inflamación de las encías porque las bacterias se alimentan de las partículas de comida que se encuentran alrededor de ellas causando la formación de la placa dental compuesta por miles de bacterias vivas. Esto se forma en la gingival que es el espacio entre el diente y las encías, por eso las encías se inflaman y sangran. Si no se trata adecuadamente la placa dental se propaga a la membrana interior y al hueso que pueden quedar severamente dañados.

En esta etapa, la gingivitis se vuelve periodontitis, aumenta progresivamente la infección y la inflamación, los dientes se aflojan y caen. Si este proceso no ha avanzado mucho los dentistas pueden salvar alguno de los dientes flojos, especialmente si se usa DMSO.

Las bacterias tienen que comer para sobrevivir. Ellas viven en las partículas de comida que quedan en la boca después de comer. La bacteria también tiene que eliminar sus desechos, afectando a las encías y es lo que causa el mal aliento en las personas con gingivitis.

Las bacterias producen la placa dental y cuando no se retira se endurece y calcifica, entonces se llama cálculos o sarro. Cuando el sarro aumenta hace que las encías se separen de los dientes y se crea un espacio que permite que más bacterias entren y se acumulen y entren en la sangre. Varios estudios han demostrado que la incidencia de enfermedades cardíacas es dos veces mayor en personas que tienen gingivitis que en personas con encías saludables.

Desde 1960 se conoce la eficacia del DMSO en el tratamiento de problemas dentales y de encías. En un estudio realizado en Polonia se trató a 32 pacientes con periodontitis. Tenían inflamación y sangrado de las encías[5]. Trece de ellos tenían sangrado y encías inflamadas, en los otros diecinueve la infección se había extendido profundamente y en algunos casos afectaban al hueso provocando pérdida de piezas dentales.

Primero se limpiaron los dientes removiendo la mayor cantidad de bacterias posible. Después los pacientes fueron tratados con compresas que contenían 30 % de DMSO por diez minutos pasando un día. Se realizaron de siete a diez tratamientos.

---

[5] Krzywicki, J. *Czas Stomat*, 1969,1007-10.

Se reportó una gran mejoría en los pacientes que tenían una enfermedad superficial. El dolor se eliminó, el sangrado se redujo bastante y los dientes flojos se volvieron a ajustar en todos los pacientes. Todos los pacientes con una infección más profunda tuvieron menos inflamación y menos dolor, pero los dientes muy flojos no se volvieron a ajustar en ninguno de los pacientes.

Mucha gente usa una solución al 50 % de DMSO como enjuague bucal, otros se cepillan los dientes con DMSO. Yo me he cepillado los dientes con DMSO por más de cuarenta años con buenos resultados, mis dientes y encías han tenido menos problemas desde que empecé a usar DMSO regularmente. Otras personas aplican DMSO cuando tienen dolor de muela para calmar el dolor hasta que el dentista les atienda.

Algunos dentistas usan el DMSO en sus consultas para controlar dolor, infección, inflamación. Es usado solo o en combinación con antibióticos y otras medicaciones, especialmente para tratar las encías antes de una extracción de dientes. El DMSO reduce la hinchazón, el dolor y el riesgo de infección. El DMSO tópico puede también ser aplicado en la parte superficial de las mejillas o la mandíbula cerca del sitio de extracción.

Un dentista en Nueva York (probablemente muchos dentistas hacen esto) usa DMSO para reducir el daño de la radiación al sacar una placa dental con rayos X. Aplica DMSO tópicamente en el área donde se va a sacar la radiografía un poco antes de tomar la muestra. También usa la protección de plomo normal. El uso regular de DMSO por los dentistas y sus pacientes puede prevenir muchos problemas dentales. Los dientes tienen que durar la vida entera, con el uso apropiado de DMSO es más probable que el paciente viva una vida larga con dientes y encías saludables.

Capítulo 12

Dolor

Uno de los mayores beneficios que proporciona el DMSO es la reducción del dolor que puede presentarse en diferentes formas o por diferentes causas. Este capítulo trata del dolor como problema principal.

Básicamente, el dolor es una advertencia electroquímica del cuerpo que advierte al paciente que su cuerpo está enfrentando algo que está causando daño al cuerpo. El DMSO puede tanto aliviar el dolor como detectar la causa del dolor.

El DMSO no intenta remplazar al médico. Si el paciente tiene un dolor persistente, existe un problema aunque la causa no se conozca. Si el paciente tiene apendicitis, el uso de DMSO no es la solución, la consulta médica y el tratamiento deben ser inmediatos en este caso y la cirugía de emergencia puede ser la única solución para salvar la vida del paciente.

Una vez que se conoce la causa del dolor, se puede usar el DMSO de manera ventajosa. Muchas veces el mejor médico, el mejor análisis y las mejores pruebas no logran determinar la causa del dolor. De igual manera, dos personas pueden presentar los mismos síntomas, pero con intensidad y dolor diferentes.

Un paciente en Newport Beach, California, había sufrido una grave lesión en la espalda diez años antes de acudir a la clínica de Elmer Thomassen. Había tenido un terrible accidente automovilístico y a pesar de la cirugía seguía sufriendo constantes dolores. Un examen mostró la lesión en la columna, pero nada en el área de dolor. Se decidió aplicarle 90 % de DMSO por vía tópica. Se le recetó aplicarlo ligeramente en toda su espalda dos veces al día. El alivio fue temporal durante el primer tratamiento y, poco a poco, fue reduciéndose el dolor y su espalda estaba menos rígida. Se continuó con el tratamiento y seguía mejorando. Un año después del tratamiento, ya casi había desaparecido el dolor y el paciente había recuperado el movimiento.

Luego, el paciente siguió aplicándose DMSO diariamente antes de volver a ver al médico seis meses después para una nueva evaluación. El paciente siguió mejorando y dos años después de su primera consulta estaba escalando montañas y caminando más de 20 kilómetros los sábados y domingos por la tarde. Afirmó que usaría DMSO por el resto de su vida y que ni a él ni a su esposa les incomodaba el olor a ajo del DMSO.

Un estudio diseñado solo para pacientes con cirugía de tórax abierto en el Hospital de Pensilvania en Filadelfia dio excelentes resultados controlando el dolor posoperatorio. En estos casos se aplicó DMSO a incisiones de 12-15 pulgadas cada seis horas. Los que recibieron DMSO solamente necesitaron la mitad de los analgésicos normales y también tuvieron menos complicaciones como náusea, vómito o constipación y se recuperaron más rápidamente de la cirugía.

El dolor fantasma puede aparecer como quemazón o ardor, dolor adormecido o muy severo, o solamente la sensación del miembro que ya no existe. A veces el brazo o la pierna pueden sentirse amortiguados, pero se siente como si estuvieran allí. El dolor surge por varios tipos de estímulos nerviosos que siguen activos. El dolor es real, no imaginario, a pesar de que el miembro ya no exista, por eso es muy difícil de tratar.

Un buen ejemplo del dolor fantasma es el de un motociclista de Los Ángeles que se aplastó el brazo en un accidente. Le amputaron el brazo a la altura del hombro y el paciente sufría un intenso dolor principalmente en el codo derecho, como si todavía tuviera su brazo.

Este paciente recibió el DMSO por primera vez en 1998, mucho después de su accidente. Había usado una gran variedad de analgésicos sin obtener alivio. Decía que las pastillas le producían efectos secundarios contraproducentes que le disgustaban más que el dolor.

Le aplicaron una loción con DMSO, pimiento capsicum y jugo de aloe vera en el sitio de la amputación. Poco después dijo que debía estar loco para aceptar un tratamiento de charlatanes como aquel: "Me están tratando para un dolor que está en el aire, el dolor no está en mi cuerpo. Quizá está en mi cabeza. Nada ha funcionado y sé que esto tampoco funcionará, pero quiero mostrarles que no funcionará".

Minutos después de la aplicación, el paciente dijo que sintió mejor el brazo, se sentía mejor. Nos dijo: "No lo creo, pero mi codo se siente mucho mejor, esta cosa realmente funciona". (Por supuesto, el paciente ya no tenía codo...).

Le recetaron usar la loción dos veces diarias con dolor o no y tres meses después, este hombre ya no tenía dolor y pudo dejar el tratamiento. El dolor fantasma no volvió, pero él siguió usando la loción para otros dolores musculares y nunca dejaría de usar la loción y el DMSO con jugo de arándano.

Cualquier médico que trate dolores de causa desconocida, lo que incluye a casi todos los médicos, debería tener a su disposición el DMSO para utilizarlo. La mayoría de los medicamentos contra el dolor tienen efectos secundarios dañinos. Con el DMSO tenemos un analgésico seguro y eficaz.

Capítulo 13

Enfermedades mentales

Se ha utilizado DMSO para tratar enfermedades psiquiátricas graves como la esquizofrenia, psicosis alcohólicas, neurosis obsesivo-compulsivas, ansiedad grave y otros problemas mentales durante más de 40 años.

Un importante estudio sobre el DMSO con cuarenta pacientes fue realizado en Perú y publicado en los Anales de la Academia de Ciencias de Nueva York[6]. Participaron en este estudio veinte y cinco pacientes con esquizofrenia, cuatro psicóticos maniacodepresivos, cuatro psicóticos alcohólicos, cuatro neuróticos compulsivos-obsesivos y cinco pacientes con graves estados de ansiedad. Se estableció un grupo de control con dieciséis pacientes que tenían similares características y recibieron el tratamiento psiquiátrico normal para su condición.

Antes de comenzar con el tratamiento de DMSO, a todos los pacientes les interrumpieron la medicación anterior durante una semana. Les dieron 5 ml de DMSO en inyecciones intramusculares ya sea en concentraciones de 50 % o de 80 %. La mayoría

---

[6] Ramírez, Eduardo y Segisfredo Luza, *Dimetilsulfoxido en el tratamiento de pacientes con enfermedad mental*, Anales de la Academia de Ciencias de Nueva York, Vol. 141, pp. 655-667, 1967.

de los pacientes que comenzaron con 80 % eran inyectados dos o tres veces al día. Los pacientes más sintomáticos recibían hasta cinco inyecciones diarias. Los pacientes que tenían síntomas más leves comenzaron con una o dos ampolletas de 50 % de DMSO. Mientras disminuían los síntomas, todos los pacientes recibían una solución con 50 % de DMSO.

Los resultados de este estudio mostraron que el DMSO es eficaz para tratar enfermedades mentales y mostró que los pacientes más graves respondían mejor que los menos afectados.

De los veinte y cinco pacientes con esquizofrenia, 14 eran agudos y 11 eran considerados crónicos. Hubo una mejora sorprendente y rápida en los 14 casos agudos. El efecto más notable fue la reducción de su estado de agitación. Esta mejora comenzó con las primeras dosis y fue especialmente la situación de los seis pacientes con paranoia catatónica que ingresaron muy agitados al hospital.

Los catorce casos agudos fueron dados de alta en cuarenta y cinco días o menos. Tres de ellos se recuperaron completamente quince días después de su admisión al hospital. Uno de ellos dijo: "He perdido la cabeza, no sé lo que me ha pasado. Me pregunto qué dirán mis hijos".

Entre los once pacientes crónicos, cuatro recibían tratamiento convencional como pacientes de consulta externa, pero hospitalizados cuando se necesitaba y los otros siete pasaron hospitalizados permanentemente durante más de seis años. Estos siete pacientes habían recibido durante cuatro años electrochoques, insulina, medicamentos con fenotiazina, sin éxito.

Los cuatro pacientes esquizofrénicos hospitalizados repetidas veces se habían recuperado completamente y les dieron de alta. Respondieron más rápidamente al DMSO que los que recibieron tratamiento convencional y su tiempo en el hospital fue más corto que en hospitalizaciones anteriores en las cuales recibieron el tratamiento normal por esquizofrenia crónica. Los otros siete pacientes mejoraron, pero no pudieron salir del hospital.

Los cuatro pacientes con psicosis maniacodepresiva estaban en fase maniática cuando empezaron el tratamiento. Su estado de agitación psicomotriz había durado un promedio de quince días con ideas megalómanas, verborrea, peleas y otros comportamientos. Con el tratamiento, los cuatro pacientes se calmaron poco a poco y redujeron su verborrea e ideas megalómanas. La fase megalomaniaca duró menos tiempo y fue menos intensa que en episodios anteriores cuando les trataban con la terapia convencional.

Dos de los pacientes con psicosis alcohólica tenían alucinaciones y otros dos deliraban. Los cuatro, hospitalizados por la misma condición, mostraron mejoría desde el principio del tratamiento. La agitación disminuyó después de los primeros días aunque las alucinaciones seguían siendo prolongadas. Luego estos síntomas disminuyeron en frecuencia e intensidad hasta desaparecer.

Los pacientes con neurosis obsesiva-compulsiva (OCD) y ansiedad grave respondieron positivamente al tratamiento con DMSO. Los pacientes pasaban más tranquilos, la ideación no les perturbaba como antes y podían actuar de una manera más espontánea logrando superar sus compulsiones obsesivas.

Este estudio mostró que se había conseguido en algunos pacientes la remisión completa y duradera en los pacientes graves con una variedad de patologías psiquiátricas y de los esquizofrénicos crónicos con episodios agudos. La mejoría de los esquizofrénicos crónicos que habían sido hospitalizados durante más de siete años duró de una a cuatro semanas después de terminar el tratamiento. Cuando los pacientes que recayeron recibieron otro tratamiento con DMSO, su reacción fue tan favorable como durante el estudio original.

En un caso reciente, Aaron Petras de Santa Rosa, California, con un problema mental severo fue tratado con DMSO. Le habían diagnosticado esquizofrenia paranoica con graves delirios. Su mayor problema era la idea de que su pie zumbaba y que este ruido perturbaba a otra gente, incluso a perros y gatos del vecindario. Era un adulto bajo el cuidado de su madre y solamente le hospitalizaban cuando tenía episodios graves.

Una vez, cuando yo visitaba al señor Petras en su casa, un perro al otro lado de la calle comenzó a ladrar y el señor Petras enseguida dijo: "Mi pie está zumbando, por eso ladra el perro, le estoy molestando". Le pedí que se sacara el zapato y el calcetín para revisarle el pie con el estetoscopio. Se oía un fuerte latido. Luego le hice oír con el estetoscopio su propio pie y le pregunté si ese era el sonido que oía en su pie. Él me contestó que sí y que le estaba molestando al perro. Le expliqué que era el ladrido del perro lo que provocaba el latido fuerte en su pie y que no había manera de que el perro o de que cualquier persona pudiera oír su pie sin usar el estetoscopio.

Se decidió usar una combinación de DMSO, GH3 y vitamina B-12 en inyecciones para el señor Petras. Antes de comenzar el tratamiento, su médico dejó de administrarle todo medicamento psicotrópico durante dos semanas ya que de todas maneras su condición había desmejorado en los últimos diez años.

Le inyectaron tres veces por semana y la mejoría fue inmediata. El señor Petras se tranquilizó y se volvió menos psicótico, más alerta, su pensamiento era más claro y podía enfrentar la vida de mejor manera. Cuando se discontinuó el tratamiento, su condición se revirtió y su esquizofrenia paranoica crónica se reactivó. Se recuperó como con el primer tratamiento cuando le volvieron a inyectar.

Existe una importante lección que aprender de este caso. Cuando diagnosticaron por primera vez al señor Patras, nadie se preocupó en escuchar su pie con un estetoscopio. El médico deber siempre escuchar lo que dice el paciente y tratar de enfrentar la base de su pensamiento puesto que siempre hay alguna base en lo que un enfermo mental afirma. Aunque el paciente esté mentalmente enfermo, para que pueda recuperarse es necesario que él mismo se dé cuenta de que existe una base de lo que puede sentir u oír.

Recomendaciones para futuros estudios

Se ha probado que el DMSO puede reducir de manera segura los síntomas de pacientes con problemas mentales y debería ser utilizado en todos los hospitales psiquiátricos. Muchos pacientes son ingresados en hospitales psiquiátricos sin esperanza de mejorar. Muchos de ellos pudieran recibir ayuda y disfrutar de una vida productiva fuera de la institución psiquiátrica probando el DMSO.

No existe ninguna razón para no usar el DMSO en los hospitales psiquiátricos porque no existe ninguna posibilidad de daño o efectos colaterales. No hay riesgo. Se podría intentar diferentes dosis combinándolas con varios medicamentos y vitaminas para encontrar lo que funcione mejor. No hacen falta estudios complicados. Se puede hacer estudios simples con los métodos y procedimientos ya publicados para que otros puedan aprovechar de la investigación.

Muchas instituciones gubernamentales carecen de fondos económicos para la investigación médica. Los pacientes de hospitales psiquiátricos cuestan mucho dinero a los contribuyentes. El uso apropiado de DMSO sin duda podría reducir la población de estas instituciones en un 50 % y por ende, reducir sus costos. Y lo que es aún más importante, muchos de aquellos que están confinados en estas instituciones, podrían volverse personas felices y productivas.

Capítulo 14

Esclerodermia

La esclerodermia, cuya causa es desconocida, es una dolencia que calcifica los tejidos y puede atacar a órganos internos. Es una condición en la que el único tratamiento efectivo es el DMSO. Esta enfermedad afecta más a las mujeres que a los hombres y es más común en personas entre los veinticinco y cuarenta y cinco años.

El progreso de esta enfermedad varía mucho de persona a persona. En algunos pacientes afecta solo los dedos por algunos años. Algunos pacientes padecen esclerodermia por más de veinticinco años. Otros mueren a los pocos años de la enfermedad principalmente debido a fallas de los órganos internos. Setenta por ciento de los pacientes con esclerodermia sistémica mueren dentro de los siete años después del diagnóstico.

Uno de los estudios más importantes sobre esclerodermia y DMSO se llevó a cabo en la clínica de Cleveland en Ohio en donde cuarenta y cinco pacientes fueron tratados en 1965. Estos pacientes tenían un diagnóstico ya sea leve, moderado o grave y habían sufrido de esclerodermia entre 1 y 25 años. Les aplicaron concentraciones de 30 % al 100 % de DMSO en diferentes zonas de la piel o incluso en todo el cuerpo.

El Dr. Arthur L. Scherbel, que condujo el estudio, informó que en este estudio se observó por primera vez avances positivos frente a esta enfermedad. Después del tratamiento por periodos de tiempo que variaban entre tres y veintitrés meses, el Dr. Scherbel y su equipo evaluaron el progreso realizado por cada paciente. Veintiséis de los cuarenta y tres pacientes tuvieron resultados calificados entre buenos y excelentes. En general, los que tenían menos sintomatología mostraron mayor mejoría.

Solo dos pacientes con esclerodermia muy avanzada consiguieron resultados buenos a excelentes, seis pacientes con esclerodermia avanzada severa murieron durante el tratamiento o a los tres meses de haber completado el tratamiento. Ni los que fallecieron ni los otros pacientes mostraron ningún efecto perjudicial por el tratamiento en sí. Tres pacientes abandonaron el tratamiento después de un año porque ya no tenían síntomas. Hubo seguimiento a estos pacientes por lo menos durante los seis meses. Otros nueve pacientes descontinuaron el tratamiento cuando los síntomas desaparecieron, pero el dolor y otros síntomas volvieron, entonces regresaron al tratamiento.

Otros estudios reportaron resultados similares. Todos los estudios realizados de esclerodermia con DMSO que el autor ha conocido han producido resultados muy positivos.

Un caso más reciente es el de una mujer de Santa Bárbara, California que sufría esclerodermia por muchos años. Cuando fue tratada con DMSO, pesaba 79 libras, sus riñones sangraban y con frecuencia se desmayaba. Su pronóstico era que los desmayos seguirían aumentando y que algún día ya no se despertaría, eso si no moría por falla renal. Tenía dolores constantes a pesar de la medicina para el dolor y no podía trabajar.

Se aplicó DMSO en sus brazos, manos, pies y piernas dos veces al día, tomaba una cucharadita de DMSO con jugo dos veces al día. También comenzó un programa de ejercicio en el que aumentaba gradualmente la distancia de sus caminatas. Se le dio una dieta que daba la prioridad al consumo de frutas y verduras crudas y sin azucares refinados.

Los resultados positivos fueron casi inmediatos: el dolor se redujo en gran parte y tenía más energía. Siete años después ella ya no se desmaya ni le sangra el riñón, su peso aumentó a 107 libras. Ya no tiene dolores por esclerodermia y está físicamente activa, parece que se encaminaba a una recuperación completa.

No se ha tenido ningún contacto con ella por algunos años, esperamos y asumimos que su esclerodermia se quedó en remisión, si la enfermedad hubiera resurgido seguramente habría regresado a consultarnos.

Capítulo 15
Esclerosis múltiple

La esclerosis múltiple es una enfermedad inflamatoria en la cual la mielina que protege los axones del cerebro y la médula espinal sufre daños que termina en la desmielinización y la aparición de cicatrices. La enfermedad impide la transmisión eficaz entre las neuronas.

Existen dos tipos de esclerosis múltiple: una se denomina progresiva, que generalmente incapacita al paciente y termina matándole; la otra es la remitente o recurrente en la cual es posible la recuperación entre isquemias que dañan el recubrimiento de mielina. Con frecuencia los pacientes que sufren el tipo remitente pueden vivir durante varios años, pero las isquemias se vuelven cada vez más destructivas hasta que el paciente fallece.

Treinta y cuatro pacientes con esclerosis múltiple en Rusia recibieron el tratamiento con DMSO, según reporta una revista médica en 1984[7]. Los resultados fueron muy positivos en los pacientes con la variante remitente ya que se reconstituyó la mielina, se redujeron los edemas y se mejoró la comunicación neuronal. En cambio, en la variante progresiva los resultados no fueron tan buenos.

---

[7] Zingerman L. I. *Dimexide (Dimetilsulfóxido) en el tratamiento de la esclerosis múltiple*, Zhurnal Neuropatologii I Psikhiatrii Imeni SS Korsakova, 84 (9); 1300-1333, 1984.

Una paciente en el sur de Pasadena, California, con la forma progresiva de la esclerosis múltiple estaba obligada a guardar cama y usar una silla de ruedas, vivía en posición fetal en un hospital para convalecientes. Sus rodillas le llegaban al pecho y no podía moverlas. Se esperaba su fallecimiento en pocos meses.

La familia de esta mujer quería administrarle DMSO con vitaminas y comida natural y se decidió inyectárselo por vía intramuscular dos veces semanales. Le daban una cucharadita de DMSO en agua diariamente y las enfermeras le aplicaban una loción que contenía DMSO en los brazos y las piernas todos los días.

Poco después de comenzar el tratamiento, la paciente se quejó de dolor en las piernas, antes de esto no sentía nada, por eso este dolor era algo positivo. Luego de un año de tratamiento, poco a poco la paciente pudo mover sus piernas y luego comer sola, los progresos continuaron hasta que los parientes de la paciente decidieron llevarla a otro estado para seguirle dando el tratamiento.

Otro aspecto interesante de este caso fue que la paciente tenía el seguro Medicare y necesitaba fisioterapia al mismo tiempo que el tratamiento con DMSO y el convencional. Al principio Medicare le negó la fisioterapia ya que un representante del seguro médico afirmaba que nunca lograría superar las contracturas. Explicaron la situación al representante de Medicare y le indicaron que la paciente ya había hecho progresos. Además, le invitaron a visitarle, revisar su historial médico y hacer las preguntas necesarias. Este funcionario aceptó volver a evaluar el caso, pero enfatizó en las pocas probabilidades que tenía para que Medicare aprobara el reembolso. Después de una evaluación exhaustiva del progreso de la paciente; finalmente, Medicare aprobó el reembolso para la fisioterapia.

Este es otro ejemplo de cómo cualquier profesional médico puede obtener una ayuda que el paciente necesita. Si usted piensa que el paciente necesita algún tratamiento adicional que requiera reembolso y que este haya sido negado, debe insistir para conseguirlo. Con frecuencia lo que se debe hacer es probar la necesidad del tratamiento adicional haciendo hincapié en que el beneficio que ofrece es mayor que los costos del mismo.

Capítulo 16

Fibromialgia

La fibromialgia es una enfermedad reumática bastante común que afecta más a las mujeres que a los hombres. Su aparición aumenta con la edad y es más común en mujeres mayores de cincuenta años. Al contrario de la artritis, la fibromialgia ataca a los músculos, tendones y ligamentos.

Es difícil diagnosticarla porque otras patologías tienen síntomas similares y su diagnóstico requiere la presencia de dolor que se extiende por todas partes y que lleve al menos más de tres meses afectando a las extremidades del cuerpo, arriba y debajo la cintura. Existen también dolores provocados por la presión.

Algunos pacientes tienen problemas estomacales y de vejiga; otros tienes dificultades para tragar. Con frecuencia se le asocia a condiciones psiquiátricas como la ansiedad o depresión. Los síntomas son variables según los pacientes y en algunos pacientes no hay síntomas. La causa de la fibromialgia es desconocida. Existe una teoría que dice que estos pacientes tienen un bajo nivel de tolerancia al dolor porque poseen una aguda sensibilidad a las señales de dolor.

El tratamiento convencional son los analgésicos, la cortisona y los antidepresivos que no dan buenos resultados. Se han obtenido mejores resultados usando DMSO y MSM.

Una dama de setenta y cinco años de Los Ángeles fue diagnostica con fibromialgia a los setenta y dos años. Al principio le dijeron que no tenía ninguna enfermedad y que todo estaba en su cabeza. Sin embargo, ella sabía que tenía algo grave. Casi no podía caminar por el terrible dolor. Consultó a un psiquiatra que la encontró sana y le dijo que podría ser fibromialgia. Esto fue confirmado por otro médico y le recetaron analgésicos y cortisona, pero los efectos secundarios fueron casi peores que la enfermedad.

Finalmente, llegó a utilizar DMSO en goteo endovenoso durante tres horas. Se sintió mejor con el primer tratamiento y siguió tomando tres tratamientos semanales durante diez semanas. Los días que no recibía tratamiento tomaba una cucharada de DMSO con jugo. Al cumplirse las diez semanas siguió tomando DMSO con jugo diariamente durante un año. Desde que comenzó el tratamiento con DMSO, esta mujer ha podido disfrutar de la vida casi sin dolores.

Capítulo 17

Herpes zóster y simplex

El DMSO es efectivo en el tratamiento de infecciones virales incluyendo el virus del herpes zóster. Hay buenos resultados con una combinación de DMSO con varias medicinas antiinflamatorias y antivirales y también con DMSO puro.

El herpes zóster viene del mismo virus que causa la varicela. La teoría indica que un paciente que ha tenido varicela de niño puede activar el virus cuando es adulto.

El cuadro clínico dura unas pocas semanas y luego el paciente se recupera de los síntomas. Sin embargo, en otros casos, el herpes puede recidivar y brotar otra vez para luego volverse crónico. En ocasiones puede llegar a los ojos y causar ceguera.

Cuando las ampollas del herpes desaparecen puede desarrollar una condición llamada neuralgia posherpética que es extremadamente dolorosa y el dolor puede durar por años. El DMSO y otros remedios pueden reducir el dolor aunque no lo eliminan. Una de las metas más importantes al tratar a pacientes con herpes es prevenir la neuralgia posherpética. Es mucho más fácil prevenir que tratar la enfermedad. La mejor manera de prevenir la neuralgia es tratar el herpes en su primera etapa.

Un aerosol de DMSO que también contiene otras medicinas antivirales y antiinflamatorias fue usado por Lazano Sehtman, un dermatólogo del hospital Alrear en Buenos Aires-Argentina para tratar a los pacientes con herpes zóster y herpes simplex. Los resultados fueron sorprendentes en todos los 17 casos de herpes (10 simplex y 7 zóster) consiguieron resultados dentro de las cuarenta y ocho horas con dos aplicaciones del aerosol diarias.

El doctor William Campbell Douglas, un médico americano, hizo un estudio clínico de DMSO con 46 pacientes con herpes zóster en 1971. En este estudio aplicó DMSO con una potencia entre el 50 % y 90 % en las lesiones de la piel. Un grupo de los pacientes recibían solo DMSO mientras que otros recibían DMSO combinado con dexametasona. No se notó diferencia en los resultados entre usar el DMSO solo o combinado con la otra medicina, pero los mejores resultados se obtenían en los pacientes que eran tratados al inicio de la enfermedad. DMSO combinado con aciclovir en frasco endovenoso reconstituido, aplicado en aerosol, es muy efectivo, especialmente en las fases tempranas de la enfermedad.

Algunos doctores dedicados a tratamientos naturales, han usado DMSO y lisina para tratar el herpes zóster y el simplex. Se ha probado que la lisina retarda el crecimiento del virus. Usualmente se usa más de tres gramos de lisina, vía oral junto con DMSO oral y tópico.

Es más efectivo aplicar DMSO de las dos maneras, tópicamente en el área afectada y administrarlo vía oral o intravenosa. Se recomienda al paciente tomar una cucharita de DMSO en agua o jugo tres veces al día. También puede ser aplicado tópicamente con una concentración entre 50 % a 90 %. Normalmente, debe utilizarse la máxima concentración posible para que el paciente no tenga dolor. Las aplicaciones tópicas también se pueden diluir con aloe vera en vez de agua.

Todos los estudios y ensayos clínicos indican que cuanto más temprano empieza, mejor es el resultado. La neuralgia posherpética se puede prevenir completamente si el tratamiento con DMSO se empieza en las primeras horas o días de la enfermedad.

Capítulo 18

Infecciones

El DMSO es muy valioso utilizado solo o combinado con antibióticos y otros productos en el tratamiento de muchas infecciones.

Un hombre de 43 años de Los Ángeles que trabajaba en mudanzas se lesionó gravemente el pie izquierdo cuando una caja muy pesada le aplastó el pie. La herida no se curaba y se infectó. Se usaron varios antibióticos, pero la infección no cedía y comenzó a expandirse. Se hablaba de una amputación. Finalmente, se le aplicó DMSO por vía intravenosa combinado con antibióticos y de inmediato hubo mejoría. Dos semanas después, este paciente estaba caminando. Un mes después volvió al trabajo y actualmente no tiene ningún problema con su pie.

La osteomielitis es una infección de hueso muy grave y difícil de curar. Con frecuencia se recurre a la amputación para salvar la vida del paciente, cuando no se hace la amputación, la infección puede ser fatal. El primer tratamiento es casi tan fuerte como el tratamiento con antibióticos. Con frecuencia fracasa, especialmente si el paciente no ha sido atendido pronto por un médico durante el proceso de infección.

Un hombre de treinta y seis años de Santa Mónica, California, pisó un clavo largo que le atravesó profundamente el pie. Intentó curarse con la ayuda de su esposa. La herida parecía haber sanado y se olvidó de la herida, aunque todavía le dolía. Dos meses después decidió consultar a un médico por el dolor en el pie. No había ninguna herida evidente y no le habló al médico del clavo. Le recetaron analgésicos y el paciente parecía mejorar.

Tres meses después, volvió al médico con un dolor agudo y casi no podía caminar. Un examen mostró que el hueso tenía osteomielitis, entonces le preguntaron al paciente sobre la herida en su pie y él finalmente mencionó el clavo. Le dolía en el lugar donde había penetrado el clavo, pero ya no había ninguna herida aparente. Este hombre tenía osteomielitis, una infección interna del hueso.

Le administraron fuertes antibióticos con pocos resultados. Se habló de amputación y como último recurso se usó DMSO combinado con antibióticos e inmediatamente hubo mejoría. En menos de un mes todos los signos de la infección desaparecieron y desde entonces este hombre no ha tenido problemas con su pie, gracias al tratamiento con DMSO.

Desafortunadamente, no hay suficientes estudios serios y reconocidos sobre el DMSO combinado con antibióticos en el tratamiento de infecciones. Los médicos que usan DMSO en su práctica, lo hacen combinando DMSO con antibióticos para tratar infecciones. Sin embargo, el tratamiento y los resultados no son ni escritos ni publicados.

Basándome en mi experiencia y observación con varias infecciones, sin ser médico ni reclamar serlo, yo creo que todas las grandes infecciones deberían ser tratadas con una combinación de DMSO y antibióticos, sobre todo cuando las infecciones no responden al tratamiento convencional con antibióticos.

Un hombre de noventa años de Los Ángeles tenía una grave infección de la vejiga. Veinticinco años antes le habían operado de la próstata que le causó graves problemas urinarios. Tenía que usar pañales por su incontinencia urinaria y dificultades para caminar, incluso usando un andador.

Este paciente fue ingresado en el hospital y tratado con una variedad de antibióticos y cápsulas de arándano. Tres semanas después seguía con infección urinaria. Se temía que no sobreviviría a la infección y, finalmente, se decidió utilizar DMSO en el tratamiento. Le dieron una cucharadita de DMSO con jugo de arándano tres veces al día con el tratamiento antibiótico original. La mejoría fue rápida y el paciente volvió a su casa cuatro días después con la infección completamente controlada.

Al regresar a casa, el paciente debía tomar mucha agua junto con las cápsulas de arándano y con DMSO. Después de la primera semana tomaba DMSO dos veces diarias y luego solamente una vez al día. La infección no volvió y de manera general recuperó su salud, se sentía mejor que antes de haber sufrido la infección.

Capítulo 19

Infecciones por hongos

El DMSO ha probado ser eficaz en el tratamiento de infecciones por hongos y otras infecciones de la piel. Se utiliza de manera exitosa para tratar problemas como el pie de atleta, infecciones en los pies y acné.

Las infecciones en los pies son muy serias en las regiones húmedas. Muchos veteranos de guerra americanos se infectaron durante las Segunda Guerra Mundial en el Pacífico sur y otros en Vietnam. Se infectaron porque no tenían tener una buena higiene de los pies, con los pies húmedos en la selva, sin poder cambiarse de medias o zapatos durante varios días. Ese era el ambiente propicio para la proliferación de hongos e infecciones. Una vez que un paciente padece de infecciones en los pies, es muy difícil curarle.

El Dr. Robert Entin de Los Ángeles era un veterano de la Segunda Guerra Mundial que sufrió de esta afección y gastó no solamente su propio dinero sino miles de dólares que el Gobierno le daba a través de la Administración de Veteranos para tratar de curarse. Finalmente, utilizó una loción para piel que contenía DMSO y aloe vera. Se alivió inmediatamente y aunque la loción no le curó completamente porque la infección ya era sistémica y luego volvió, pudo aliviarse mucho más que con cualquier otro medicamento.

Luego otros veteranos en Los Ángeles empezaron a usar esta loción y los resultados en cada caso fueron excelentes. Presentaron alivio inmediato aunque la infección no desapareciera debido a la dificultad para eliminar a los hongos. El médico que trató a estos veteranos opinaba que la loción de DMSO y aloe vera era el mejor tratamiento contra la micosis de los pies y que todos los veteranos que sufriera de ella deberían usarla.

En los ejemplos anteriores, la micosis del pie fue controlada, pero no eliminada por el DMSO. Las infecciones volvían durante los calurosos veranos a menos que se continuara con el tratamiento.

El pie de atleta es otra infección por hongos que responde bien al DMSO. Se han utilizado concentraciones de DMSO que van del 50 % al 90 % y en algunos casos otros productos como la pimienta capsicum y el aloe vera mezclados con DMSO. El pie de atleta es con frecuencia una dolencia crónica que se repite en el verano, especialmente en las personas que usan zapatos cerrados que no permiten respirar al pie. A veces el DMSO puede eliminar completamente al hongo, pero es importante que el pie no esté húmedo y que los zapatos se sequen al aire para que desaparezcan de su interior las esporas de los hongos.

Los hongos bajo las uñas de los dedos también pueden curarse con una aplicación de DMSO. Se hacen dos veces al día en el área afectada hasta que desaparezca la infección.

El mal olor de los pies que es causado por una infección puede ser muy molesto. El mal olor no se debe exclusivamente a la falta de higiene. Los calcetines limpios y los zapatos secos normalmente, reducen este problema, pero no lo eliminan por completo. Al aplicar DMSO ligeramente a ambos pies normalmente desaparece el olor y elimina la humedad del pie. Se obtiene alivio temporal si se aplica DMSO una vez. El alivio duradero se obtiene con una aplicación repetida y por largo tiempo. Cuanto más tiempo se aplique DMSO, más rápido desaparecerá el mal olor.

Capítulo 20

Inflamación

La inflamación es una reacción compleja del cuerpo frente a una herida o destrucción de tejido u otras causas o enfermedades. En su forma aguda se caracteriza por los típicos signos de dolor, hinchazón, enrojecimiento y dificultad de movimiento.

Algunas condiciones como la artritis pueden provocar inflamaciones crónicas que aumentan el dolor del problema original. La inflamación grave es provocada por heridas, quemaduras, infecciones o por una gran variedad de enfermedades.

El DMSO tiene propiedades antiinflamatorias muy potentes. Puede reducir todos los síntomas de la inflamación: la hinchazón, el calor, el dolor.

El DMSO también aumenta el efecto del cortisol, la hormona antiinflamatoria natural del cuerpo producida en las glándulas suprarrenales. En un estudio de laboratorio el DMSO había contribuido a proteger las células contra una variedad de agentes, aun cuando se había reducido la concentración de cortisol drásticamente.

La cortisona es un esteroide que suele usarse para remplazar al cortisol natural que produce el cuerpo. Puede ser benéfica cuando se usa por corto tiempo y en dosis adecuadas. Si se usan correctamente, los corticosteroides pueden salvar la vida de un paciente que sufre de asma aguda o alergias. Sin embargo, si se utilizan por periodos prolongados, los corticosteroides provocan efectos secundarios que atentan contra la vida del paciente, por ejemplo: úlceras gástricas, retención de líquidos, problemas mentales, accidentes cerebrovasculares, debilidad, formación de radicales libres e inhibición del sistema inmunológico... Muchas veces los efectos secundarios que se derivan del tratamiento son peores que la enfermedad.

Los medicamentos antiinflamatorios que no contienen esteroides (AINES) algo de los efectos secundarios que los corticosteroides. Pueden ser tóxicos para el estómago y el tracto intestinal y causan graves úlceras, dolor y otros problemas, pero son utilizados por millones de personas para luchar contra el dolor y la inflamación.

Uno de los mayores problemas de este tipo de medicamentos tipo AINES es que mucha gente los utiliza sin receta médica y sin tener un verdadero motivo para hacerlo. La publicidad incita a la gente que sufre dolores a utilizar el medicamento sin consultar con un médico. Muchas veces los pacientes que las utilizan desconocen sus terribles efectos.

El DMSO ha demostrado su capacidad no solamente como un antiinflamatorio, sino también en tratamientos contra algunos de los efectos secundarios de los AINES. El Dr. Aws Salim, uno mayores expertos mundiales en radicales libres, hizo una investigación usando recogedores de radicales libres para tratar los efectos secundarios de los AINES[8].

En este estudio participaron ciento ochenta pacientes con artritis que sufrían de gastritis erosiva causada por el tratamiento con AINES. A cincuenta de ellos les administraron DMSO por vía oral cuatro veces al día mientras que sesenta y tres pacientes tomaban alopurinol por vía oral, cuatro veces al día. Los otros cincuenta y nueve pacientes servían de control.

Un examen endoscópico, cuarenta y ocho horas después de ser ingresados en el hospital, mostró que la erosión gástrica seguía presente de manera más significativa en los pacientes que no fueron tratados. La erosión se mantenía en un 50 % en los pacientes no tratados comparada con 7 % en aquellos que usaron DMSO y 9 % en los que usaron alopurinol. La única similitud entre el DMSO y el alopurinol es que ambos son neutralizadores de radicales libres y la conclusión fue que los neutralizadores de radicales libres disminuyen la gastritis provocada por los AINES y estimulan la recuperación gastrointestinal.

[8] Salim, A.S., *Nuevo tratamiento para la inflamación no esteroide antiinflamatoria que induce úlceras gástricas con recogedores de radicales libres*, Surg Gynecol Obstet, Mayo 1993; 176 (5) 484-90.

Una clínica ortopédica en Newport Beach, California, ha tratado a muchos pacientes con artritis que habían sido tratados en otras clínicas con cortisona, o con AINES o ambos. Esta clínica no solía utilizar estos medicamentos. Utilizaban DMSO con dieta y ejercicio para tratar a todos los pacientes con artritis o heridas.

Muchos de los nuevos pacientes sufrían de problemas digestivos graves. Los doctores de esta clínica no conocían los estudios del Dr. Salim, pero se dieron cuenta de que cuando los pacientes habían recibido tratamiento para artritis, heridas crónicas, problemas de huesos o articulaciones, también sus problemas estomacales o intestinales se mejoraban rápidamente. Después de pocos días las úlceras dejaban de sangrar y los continuos dolores abdominales desaparecían completamente. A muchos de estos pacientes les habían dicho que tenían que acostumbrarse a vivir con el sangrado y con el dolor.

Se aconseja el uso DMSO para todo tipo de inflamaciones ya que no es solamente un potente agente antiinflamatorio sino también uno de los más poderosos neutralizadores de radicales

Capítulo 21

Legalidad de DMSO y precauciones

Muchos médicos ignoran que cuando un medicamento ha sido aprobado para una enfermedad, este puede ser utilizado para tratar otras enfermedades, ya que la aprobación no se aplica exclusivamente a la enfermedad para la cual fue solicitado y otorgado. Este el caso del capítulo sobre la cistitis intersticial. La aprobación abre la puerta para su uso en otras enfermedades.

Se estableció su legalidad en un caso judicial que involucró al Dr. H. Ray Evers. La Administración de Alimentos y Medicamentos de los Estados Unidos (FDA) alegaba que el Dr. Evers estaba administrando ilegalmente EDTA (ácido etilendiaminotetraacético) para tratar la arterioesclerosis, mientras que el uso aprobado de la EDTA era exclusivamente para tratar el envenenamiento por metal pesado como el plomo. Este caso se denominó: Los Estados Unidos contra H. Ray Evers M.D., Acción Civil N.° 78-93-N con fecha del 27 de junio de 1978 en la Corte del Distrito Federal de Alabama. El doctor Evers no solo ganó la libertad para usar el EDTA, sino la libertad médica en general para utilizarlo en los Estados Unidos.

La FDA intentó obtener una orden para impedir que el Dr. Evers usara EDTA o cualquier agente quelante para tratar a sus pacientes. La FDA también quería obtener el derecho para realizar inspecciones regulares a la clínica del Dr. Evers para asegurarse de que obedecían sus órdenes.

La Corte se pronunció sobre el caso legal de un médico autorizado que no pueda recetar un medicamento no indicado específicamente para la enfermedad que sufre su paciente.

Aunque la quelación no había sido aprobada clínicamente para luchar contra la arterioesclerosis, la evidencia presentada a la Corte indicaba que existían beneficios. La Corte decidió que los riesgos para el paciente eran mínimos y que los probables beneficios excedían los probables riesgos del tratamiento.

La decisión de la Corte estipulaba que la FDA no podía interferir en la práctica médica de un doctor con su paciente y que no tenía derecho a limitar a un médico que ejerce su profesión de acuerdo con su mejor juicio. En resumen, el médico tiene el derecho a determinar el uso médico de un medicamento una vez que dicho medicamento ha sido aprobado para otro uso, como el DMSO.

Conozco personalmente al Dr. Evers y lo considero un verdadero pionero en ciertas fases de la medicina. Me parece que siempre quiso lo que era mejor para su paciente, y siempre deseoso de probar cosas nuevas, si las consideraba beneficiosas. En muchas cosas se parecía al Dr. Stanley Jacob, padre del DMSO.

En cuanto a las precauciones que se deben observar al manejar el DMSO, quizás la siguiente anécdota es la mejor ilustración de este concepto. En la Universidad de Ciencias de la Salud del Estado de Oregón, en los años setenta, dos trabajadores de mantenimiento limpiaron un derrame de insecticida en el piso. Luego buscaron con que lavar sus manos, y encontraron un frasco de DMSO. Al poco tiempo de eso, los dos tuvieron que ser ingresados en cuidados intensivos del hospital, por intoxicación de organofosforados (insecticida).

Capítulo 22

Lesiones atléticas

Las lesiones deportivas han sido tratadas con DMSO exitosamente por casi cincuenta años. Cuando uno piensa en una lesión deportiva, la idea más común es la de una lesión repentina que necesita cirugía, un hueso roto o algún trauma que necesita tratamiento médico inmediato. En realidad, la lesión más común es la que aparece gradualmente o después de un ejercicio físico intenso. En la mayoría de los casos los pacientes afirman que no es un accidente aislado, pero que hubo algún accidente que causó la lesión.

En efecto cualquier actividad física o deporte que implique un trauma menor, palpitaciones o el uso repetitivo de un mismo músculo, articulación, tendón, etc., puede llevar a un problema mayor. El esfuerzo extremo y la fatiga que involucran los eventos de alta resistencia, como maratones, causan estrés continuo que aparece repentinamente después de días o meses, como una dolorosa lesión de rodilla, de cadera o de cualquier otra parte del cuerpo.

Los pequeños traumas repetidos que sufre el tejido de un músculo se acumulan y se convierten en cicatrices o adherencias. Cuando el músculo trabaja con mucha intensidad, frecuentemente las fibras musculares sufren y pueden ser destruidas. Estas lesiones hacen contraproducente el ejercicio pesado en muchos casos. A menudo, existe un margen pequeño entre el ejercicio beneficioso y el que causa daños. Esto es especialmente cierto para deportistas mayores, como aquellos que tienen más de 60 años.

Todas estas lesiones de los tejidos pueden reducirse mucho usando el DMSO. Es beneficioso tomarlo justo antes y poco después de entrenamientos fuertes o competencias. Yo, como corredor de competencias a los setenta años, uso todos los días compuestos que contienen DMSO antes de correr. Usualmente solo lo aplico en las piernas, pero también tomo una cucharadita de DMSO mezclado en jugo antes de una carrera importante.

¿Cuál es la razón para usar DMSO antes y después de hacer competencias? La principal razón es para reducir la inflamación. Además, ya sabemos que el DMSO es uno de los más potentes antioxidantes que existen. Muchas de las lesiones son causadas por los radicales libres justo después lastimarse. Así se puede prevenir o reducir un daño en buena medida con el uso apropiado de DMSO.

El entrenador de pista de la Universidad del Estado de Oregón, Sam Bell, fue uno de los primeros entrenadores de pista en usar DMSO para el tratamiento de lesiones atléticas. En 1963, tenía a su cargo a dos de los mejores corredores que presentaban lesiones crónicas que no les permitían entrenar adecuadamente. Morgan Groth, corredor de distancia, tenía un tendón de Aquiles en mal estado y Norm Hoffman, que corría el «880», tenía dolor crónico en el isquiotibial. Entonces el entrenador Bell llevó a los dos atletas a consultar al doctor Jacob que los trató con DMSO. Los dos volvieron al entrenamiento completo y llegaron a ser campeones nacionales.

Darell Horn era otro atleta del entrenador Sam Bell y uno de los mejores atletas de salto largo del país. Se había graduado de la Universidad de Oregón en 1964 y estaba entrenando para las pruebas finales para formar parte del Equipo Olímpico de los Estados Unidos. Las finales para salto largo eran el sábado y el miércoles anterior, Darell Hall le contó a su entrenador que como tenía mucho dolor y que su femoral estaba muy amoratada no podía saltar, entonces, Bell voló a Los Ángeles y empezó a tratar a Horn el día jueves por la mañana a pesar de que la situación era desesperada. Desde la base de su glúteo hasta tres pulgadas bajo su rodilla estaba amoratado y el deportista cojeaba muchísimo. Pero el sábado en la tarde, ya no había moretones ni dolor. Realizó el salto, aunque perdió el ingreso al Equipo Olímpico por ¾ de pulgada.

June Connelley, que atrajo la atención internacional como corredora de distancia en 1967 y 1968, es otra atleta que se benefició por el uso de DMSO.

A finales de los sesenta, la Unión Atlética Amateur no permitía a las mujeres competir oficialmente en ninguna carrera de más de una milla. Actualmente, todo esto ha cambiado y ahora las mujeres corren en todas las carreras oficiales de cualquier distancia. Sin embargo, hace cuarenta y cinco años las mujeres eran tratadas como el sexo débil y se pensaba que la exigencia física de una carrera larga podría dañar su cuerpo de mujer.

En estas circunstancias, June decidió ser una maratonista. No era rápida, pero era fuerte, estaba decidida y tenía buena resistencia. Pero tenía otras limitaciones: era ciega de nacimiento y tenía 39 años. Primero necesitaba un entrenador, entonces me llamó y me contó la situación. Como ella vivía en San Francisco, y yo vivía a 500 kilómetros al sur de Los Ángeles, le dije que le iba a encontrar un entrenador en San Francisco ya que conocía algunos entrenadores de pista por allí.

Resultó que ninguno de los entrenadores de San Francisco tenía interés, uno de ellos dijo no querer entrenar a una mujer especialmente por ser ciega. Me dijo: «además, sabes que no es legal que ella corra más de 1 milla en cualquier carrera. Está loca por querer correr un maratón, podría tener un infarto, podría caerse y romperse un hueso. Deberías convencerla para disuadirla».

Siendo imposible encontrar un entrenador en San Francisco, yo le dije a June: «si estás lo suficientemente loca para intentar correr un maratón a pesar de las dificultades que sabes que vas a encontrar, yo estoy lo suficientemente loco para ser tu entrenador».

Luego ella se ganó el apoyo de James K. McGee, el editor de deportes del periódico *San Francisco Examiner*. Él escribió algunos muy buenos artículos deportivos sobre y su proyecto. Don Fletcher, a través de uno de los artículos de McGee se sumó a la causa como entrenador. Un médico de San Francisco también se interesó en ella y le prometió asesoría médica gratuita para ayudarle a correr.

Pronto aparecieron aspectos graves cuando June entrenaba mucho. Tenía problemas con su tendón de Aquiles, tenía otros dolores y molestias en ambas piernas. Todos fueron tratados con DMSO. Finalmente, ella comenzó a utilizar DMSO todos los días en ambas piernas y pies antes de correr y redujo mucho las lesiones permitiéndole entrenar con más facilidad.

La primera carrera en la que participó fue en el maratón de «Punto Reyes» que tuvo lugar en el norte de San Francisco en diciembre de 1967. Cuando llegamos, los oficiales de la carrera nos informaron que no podía competir por ser mujer y tampoco era posible correr por las calles públicas por las que pasaba la carrera.

Tony Stratta uno de los competidores oficiales de la carrera que se ubicaba entre los líderes con más kilómetros acumulados en todas las competiciones en los Estados Unidos reclamó a los oficiales por no dejar correr a June y les dijo que la carrera era en calles públicas, y que le deberían dar la oportunidad de intentar correr los cuarenta kilómetros con los varones.

Finalmente, le permitieron correr y terminó la carrera junto a sus dos entrenadores que hicieron junto a ella todo el trayecto. Después de haber terminado la carrera, el señor Stratta regresó para acompañar a June en sus últimas dos millas. Uno de los oficiales entregó una naranja a June y el Sr. McGee escribió un artículo en el *San Francisco Examiner* con el título: "¿Acaso la Unión Atlética Amateur se salvó con una naranja?"

Esa carrera de Punto Reyes fue solo el punto de partida para ir a la Maratón de la Universidad de Artesia, en Nuevo México, el 17 de febrero de 1968. Esta era una de las maratones más grandes de ese tiempo y todos, jóvenes, mayores, hombres y mujeres querían correr.

Ocho días antes, June estaba había estado corriendo con su perro guía y cayó en un hueco en la acera, se torció el tobillo derecho. Parecía que no iba a poder correr en Artesia ya que su tobillo estaba hinchado. Se aplicó DMSO inmediatamente después del accidente, ya que ella siempre llevaba una botella pequeña de DMSO cuando corría. Después de aplicarlo sobre la lesión el tobillo se recuperó. Sin embargo, le recomendaron no correr durante los siguientes dos días. Después los dos días, continuó corriendo suavemente hasta el día de la carrera.

June hizo una excelente carrera en Artesia. Antes de la carrera le aplicaron DMSO en las piernas y brazos y también se tomó una cucharadita de DMSO mezclado con jugo de arándano una hora antes de la carrera. June terminó tercera entre las mujeres en Artesia, y llegó en el puesto ciento setenta y ocho entre cuatrocientos seis corredores hombres y mujeres que terminaron los cuarenta kilómetros. Sin DMSO nunca hubiera podido correr la carrera.

¿Qué papel jugaron June Connelly y el DMSO en las decisiones posteriores para permitir a las mujeres competir en carreras largas? No lo sabremos con certeza, pero June recibió una excelente publicidad, demostrando que era posible que una mujer ciega podía correr una maratón sin lesiones musculares. Poco después de la carrera de June, los reglamentos oficiales comenzaron a cambiar de tal manera que las mujeres ya pudieron correr en competencias de cualquier distancia.

Un gran número de atletas profesionales han usado DMSO en los últimos cuarenta años. La mayoría no quiere hablar al respecto, a pesar de que el DMSO no es una sustancia prohibida o listada entre los medicamentos que mejoran el rendimiento. A la mayoría de los atletas de élite no les gusta hablar de los productos que utilizan para reducir sus tiempos o para controlar el dolor.

Poder competir es lo más importante para un atleta. Si un atleta profesional se lesiona gravemente y no puede competir en las etapas iniciales de su carrera, la pérdida económica puede ser millonaria. Hay algunos que dicen que se necesitan estudios doble ciego, incluso para lesiones atléticas. Ningún atleta quiere formar parte del grupo de control y ningún atleta debería estar en un grupo de control mientras sus contrincantes estén usando DMSO. Todos los atletas deberían conocer el DMSO, sentirse completamente libres de usarlo y hablar sobre la molécula sin temor a tener problemas.

Mientras se escribía este libro, se discutía sobre los daños cerebrales sufridos por los jugadores de fútbol americano después del fin de sus carreras. Los daños cerebrales no surgen solo por un golpe fuerte, sino por una serie de traumas en la cabeza causados por contusiones, choques y contactos físicos durante los partidos a lo largo de su carrera.

La pregunta es: ¿Se hubiera podido reducir estos daños cerebrales con el uso continuo de DMSO después de cada partido e incluso después de los entrenamientos? La respuesta es que probablemente que sí.

A todos los jugadores de fútbol americano se les podría aplicar DMSO en la cabeza después de cada partido o entrenamiento, incluyendo a aquellos que no tienen lesiones o daños evidentes en la cabeza. Les lesiones evidentes pueden tratarse con inyección de DMSO, y así reducir la posibilidad de daños a largo plazo.

Los boxeadores que siempre reciben golpes en la cabeza deberían ser tratados con DMSO después de cada encuentro, intentando varios tipos de tratamiento. Se podría aplicar DMSO tópicamente en la cabeza de los boxeadores: los que son noqueados o que sufrieron algún daño también podrían recibirlo por vía intravenosa inmediatamente después de la pelea. Este tratamiento evitaría una vejez sin secuelas.

¿Y qué hay de los jugadores de fútbol americano, boxeadores y otros atletas que compitieron a gran escala en deportes de contacto años atrás y que se encuentran retirados de las competencias? Todos ellos deberían utilizar DMSO. El tratamiento puede ser tan simple como aplicarlo tópicamente en la cabeza para síntomas de daños cerebrales. De igual manera, el paciente puede tomar DMSO en jugo o agua, o por vía intravenosa. El DMSO también se puede administrar en combinación con otros productos para mejorar aún más los resultados.

Cualquier competición atlética extrema puede provocar lesiones, se debe hacer todo lo posible para reducir estas lesiones y permitir que los atletas se recuperen lo más rápido posible. Con el uso óptimo del DMSO, estos atletas no solo reducirían su tiempo de recuperación, sino que evitarían secuelas a largo plazo.

es severos
travenosa
s de cinco
en un pe-
fectos co-
veinticua-
es gramos
nera dosis
a hora de

por goteo
mejor ma-
no signifi-
atamiento
r lo antes
ebería ser
y el trata-

oduce un
ebral. En
os perma-
cerebral
a de nu-
áreas del
ado final

erebral en
El uso de
sangre y
eo.

3

rales

mo los causados
dustriales, caídas
de tratar con mé-
nes resultan de la
ocan lesiones en
icales libres, ede-
eo e hipoxia. Las
erten en el mejor
siones más graves

ebe empezarse lo
nte. No es verdad
pasadas cuatro ho-
po límite definido.
mejores resultados
pieza a los prime-
ejor antes que nun-

varias horas, pro-
e el tejido cerebral
idamente si no se
a). Cuando el trata-
ciones del cerebro
ntemente e inclusi-

El tratamiento con DMSO para golp[e]
en la cabeza es exclusivamente por vía i[ntravenosa]
por goteo lento. Se ha administrado m[ás]
gramos por kilogramo de peso corporal [en un pe-]
riodo de veinticuatro horas sin obtener [efectos]
laterales tóxicos. Después de las primera[s veinticua-]
tro horas, la dosis es reducida a dos o t[res gramos]
por kilogramos de peso por día. La pri[mera dosis]
es suministrada más rápido en la prime[ra hora del]
tratamiento.

A pesar de que el método intravenoso [por goteo]
lento de DMSO es considerado como la [mejor ma-]
nera de tratar lesiones cerebrales graves, [esto no indi-]
ca que este método deba ser el primer t[ratamiento]
en aplicarse. El tratamiento debe empez[ar lo antes]
posible. La primera dosis de DMSO d[ebe ser]
aplicada por el personal de la ambulancia [y el trata-]
miento por vía intravenosa.

Cuando el DMSO es inyectado, p[roduce un]
aumento inmediato de la circulación ce[rebral. En los]
accidentes cerebrales, muchos de los dañ[os perma-]
nentes causados se dan por hipovolemi[a cerebral.]
Esta hipovolemia provoca hipoxia y b[aja de nu-]
trientes y si esto persiste por largo tiemp[o, las células del]
cerebro se lesionan o necrosan y el resu[ltado]
puede ser la muerte del paciente.

Otra causa de muerte o discapacidad c[on las]
lesiones de la cabeza son los hematomas. [El]
DMSO produce mayor circulación de l[a sangre y]
ayuda a retirar el exceso de sangre del crá[neo.]

Como los edemas también presionan a los tejidos, el DMSO es el mejor producto existente para disminuir este exceso de agua.

Diez pacientes con contusiones e hipertensión intracraneal fueron tratados con DMSO intravenoso en el departamento de Neurocirugía en la Universidad de Dicle en Turquía[9]. Los diez pacientes tenían golpes cerrados y presión elevada intracraneal. Un monitor de presión intracraneal fue instalado poco después de su admisión al hospital. La presión intracraneal en el momento de la admisión fluctuaba desde 40 a 127 mmHg (milímetros de mercurio) comparado con un rango normal de 5 a 13 mmHg.

Se administró DMSO por goteo intravenoso cada 6 horas con una dosis de 1,12 gramos por kilogramo de peso, cuatro de los pacientes recibieron oxígeno durante las primeras veinticuatro horas después de su admisión. La dosis de DMSO se redujo al 50 % cuando la presión intracraneal bajó a 10 mmHg y se continuó hasta que la presión intracraneal volvió a la normalidad o cuando se recuperó el paciente.

Todos los pacientes respondieron positivamente al tratamiento con una reducción promedio de la presión intracraneal después de veinticuatro horas

---

[9] Karaca, M., U.Y. Bilgin, y M. Akar, *El dimethilsulfóxido disminuye el ICP después de trauma cerebral cerrado*, División de Neurocirugía, Universidad de Dicle, Turquía.

con 28 mmHg de DMSO solo, y 39 mmHg, con DMSO y oxígeno. Después de 6 días se consiguió una reducción promedio de la presión intracraneal usando 58 mmHg con DMSO solo y 49 mmHg con DMSO y oxígeno. En la mayoría de los casos la presión bajó dentro de los primeros treinta minutos del tratamiento. La mayoría de pacientes necesitaron dos a diez días de tratamiento para disminuir la fluctuación de la presión intracraneal.

La reducción del edema cerebral posterior al tratamiento con DMSO fue comprobada con una tomografía. Se hizo un examen neurológico a todos los pacientes después del tratamiento con DMSO, seis pacientes presentaron poca o ninguna anormalidad, dos una anormalidad moderada y dos una anormalidad severa, dos pacientes fallecieron poco después sobre todo a causa de sus lesiones. En un examen de control tres meses después de su salida del hospital, siete pacientes tenían una mínima o casi ninguna anormalidad neurológica mientras que solo un paciente no mostraba mejoría alguna.

La conclusión de este estudio demostró que el DMSO es efectivo para reducir la presión intracraneal en pacientes con trauma craneal cerrado, para mejorar la función neurológica y la supervivencia de los pacientes. No hubo efectos secundarios adversos y se comprobó la seguridad del DMSO en dosis relativamente altas durante periodos mayores a diez días. Los investigadores recomendaron realizar ensayos clínicos más extensos en pacientes con trauma craneal cerrado.

Jessie Yurik que vive en California, a los trece años, tenía un CI de 165; en agosto de 1968 sufrió un accidente con su caballo. El caballo cayó sobre su cabeza aplastando el casco de seguridad. Su cráneo hubiera sido completamente aplastado si no hubiera usado casco. Ella perdió el conocimiento por un corto periodo.

De camino al hospital los médicos trataron de mantenerle consciente, durante este tiempo ella estuvo semiinconsciente. Después se durmió por dieciséis horas y por las siguientes seis semanas no fue capaz de pararse sola y tuvo problemas graves de memoria a corto plazo. Cuatro semanas después del accidente decía no sentir las piernas.

Sus graves problemas de memoria continuaron durante 13 años, le fallaban los nervios, no podía sostener lo que llevaba en sus manos. Le dieron diferentes medicamentos para mejorar sus síntomas especialmente sus cefaleas con obnubilización. Ninguno de estos medicamentos le daba alivio y los efectos secundarios eran muchas veces peores que el problema.

Más de trece años después, a finales del 2011, recibió su primera inyección de DMSO. Su claridad mental mejoró después de la primera inyección, tenía más energía y se volvió más positiva. Mientras se escribía este libro su condición mejoraba rápidamente y ahora ella está más optimista para su futuro.

Basándonos en el estudio anterior y en otra investigación, estoy convencido de que todos los pacientes con daño cerebral severo deberían recibir tratamiento con DMSO. No se ha encontrado ningún efecto secundario y el uso adecuado del DMSO puede salvar la vida de muchos pacientes con daños severos en la cabeza.

Capítulo 24

Lesiones cerebrales: Accidentes cerebrovasculares (ACVS)

El DMSO debería ser usado para el tratamiento de todos los pacientes con accidentes cerebrovasculares, ya sus propiedades lo hacen valioso para el tratamiento de cualquier problema que involucra al cerebro.

Una de las propiedades más importantes del DMSO es su capacidad de cruzar la barrera hematoencefálica, es decir, la barrera entre la sangre y el cerebro y la médula de la columna vertebral. La barrera hematoencefálica sirve como mecanismo protector entre la circulación sanguínea y el cerebro.

Normalmente, existe una acumulación de agua en el cerebro como resultado del ACV (edema), porque el daño causado destruye las células. El líquido se acumula en el cráneo comprimiendo el resto de células cerebrales que provocan la muerte de aún más células, en una especie de círculo vicioso. El DMSO puede drenar el exceso de líquido del cerebro logrando una presión más baja y menos daño. También puede existir una acumulación de sangre (hematoma) que se debe remover si está produciendo presión en las células cerebrales. La mejor manera de remover esta acumulación es mediante el uso de DMSO el cual ayuda a que otros vasos sanguíneos asuman el trabajo de los dañados.

El DMSO ofrece protección a las neuronas después de una lesión por ACV. Otra consideración importante es el hecho de que no hay efectos colaterales con el DMSO. El uso adecuado del DMSO puede salvar la vida de muchas víctimas de ACV.

Cuando un paciente tiene un ACV, el tratamiento con DMSO debería comenzarse lo antes posible. Todo el personal de emergencia debería tener conocimiento sobre su uso. Los paramédicos deberían poder administrarlo tópicamente a todos los pacientes con ACV cuando los atienden. Al llegar al hospital se puede añadir DMSO en infusión intravenosa. El retraso en el tratamiento puede resultar en más daño permanente del cerebro o la muerte.

El tratamiento inmediato es recomendable incluso cuando el ACV es leve o pequeño. En el caso de un ACV mayor el DMSO puede muchas veces prevenir una secuela permanente o la muerte. El tejido cerebral es muy frágil y susceptible a hipoxia, se deteriora rápidamente, cada minuto cuenta.

A pesar de que es mejor empezar con un tratamiento lo antes posible, se ha conseguido buenos resultados cuando el tratamiento ya ha empezado mucho después del ACV. Un buen ejemplo de esto es el de una paciente que no fue tratado inmediatamente. Una señora en Oregón no recibió el tratamiento de DMSO sino hasta tres meses después del ACV. Estuvo en coma, tenía muy poca posibilidad de recuperación y se esperaba que siguiera en estado vegetativo hasta su fallecimiento.

La primera vez que observé a la paciente no tenía respuesta a ningún estímulo. Ella estaba viva, pero parecía muerta. Se decidió que el tratamiento debería ser con DMSO tópico, aplicado en la cabeza diariamente por su esposo o por una enfermera.

Un mes después de empezar el tratamiento la señora presentó algunos signos positivos, su cerebro comenzaba a responder al DMSO. El proceso continuó y a los cuatro meses de empezar pudo regresar a su casa. Después de volver a su casa ella empezó a tomar una cucharadita de DMSO en un vaso de agua cada día, además del tratamiento tópico diario y continuó el tratamiento por varios años.

Tres años después fui a visitar a esta paciente. Ella vivía una vida normal, era capaz de ocuparse de su casa y caminaba con normalidad. La única secuela que había dejado el AVC era un pequeño defecto al hablar. Ella decía que su memoria era mejor que la de su esposo que no ha tenido ningún problema y se consideraba completamente normal.

Una profesora de escuela en Los Ángeles sufrió un AVC poco después del inicio de las vacaciones de Navidad. La encontraron inconsciente en el piso de su sala de clase. El tratamiento con DMSO comenzó inmediatamente. Se le aplicó DMSO tópicamente en la cabeza a los pocos minutos del accidente, y menos de una hora después se le administró DMSO por inyección intramuscular. Nunca la llevaron al hospital. Un cirujano amigo de la familia dijo a su esposo que era importante mantenerla fuera del hospital porque aunque es totalmente legal el uso del DMSO, iba a ser muy difícil que el hospital aprobara la administración intravenosa del DMSO.

Esta paciente tuvo una recuperación sorprendente. Recobró la conciencia poco después el mismo día que tuvo el ACV. El tratamiento se prolongó hasta la siguiente semana. Cada día ella recibía dos aplicaciones tópicas de DMSO más una inyección intramuscular de DMSO y dos dosis de una cucharadita de DMSO mezclado con jugo. Su condición mejoraba cada día. Cuando se reanudaron las clases después del primero de enero, esta profesora regresó a la escuela enseñando a sus alumnos como si nada hubiera pasado. Ella nunca lo mencionó a las otras personas en su escuela, y continuó enseñando hasta que se jubiló.

Hace muchos años se conoce el DMSO como un tratamiento superior para los ACV. Algunas personas célebres han muerto innecesariamente a causa de un ACV. Un buen ejemplo es el expresidente Richard Nixon, quien murió cuatro días después de un ACV. La causa final de su muerte decía edema cerebral y se hubiera podido manejar con el uso apropiado de DMSO. Muchos años antes, el doctor Stanley Jacob ya estaba tratando infartos con DMSO en la Universidad de Oregón. El DMSO habría prevenido el edema. Yo recuerdo cuando anunciaron que el Sr. Nixon tenía edema y le quedaban poco tiempo de vida. En este punto dije que se le podría haber salvado definitivamente si se le hubieran tratado inmediatamente después del ACV. También dije que a pesar de que el edema ya se había producido, existía la posibilidad de revertir esta condición con DMSO intravenoso. Incluso la aplicación tópica en la cabeza habría ayudado. Sin embargo, no se usó DMSO y un expresidente falleció sin recibir el tratamiento médico que posiblemente le habría salvado la vida.

Capítulo 25

Lesiones de la médula espinal

Las lesiones graves en la columna especialmente las que involucran a la médula espinal son muy difíciles de tratar con métodos convencionales. Es muy difícil saber el alcance de la lesión o si hubo un trauma por accidentes automovilísticos, industriales, deportivos. Las lesiones de espalda y cuello son problemas médicos complejos que producen radicales libres, edemas, hipovolemia local e hipoxia local. La hipovolemia y la hipoxia ocurren primero en la médula, luego sigue el edema. Sin un tratamiento inmediato, la médula se hincha y empieza la parálisis de los nervios aunque no hubiera daño medular en la lesión primaria.

Las propiedades únicas de DMSO hacen que sea el agente más útil conocido para tratar estos problemas. Es el antioxidante más potente que existe, reduce el golpe y ayuda a aumentar la circulación de la sangre en el área afectada. El aumento del flujo sanguíneo a su vez aumenta la llegada de oxígeno y otros productos esenciales que van al sitio de la lesión. También retira metabolitos, producto de la lesión. Por supuesto si la médula dorsal está completamente seccionada no existe tratamiento que pueda mejorar el daño. Ninguna cirugía, ni el DMSO ni ningún tratamiento puede reparar una médula seccionada, y el paciente permanecerá paralizado a partir del sitio de la lesión.

El tratamiento más efectivo con DMSO para una contusión de la médula es vía intravenosa de goteo lento. Inmediatamente después de una inyección intravenosa de DMSO se incrementa el riego sanguíneo local. Cantidades de cincuenta gramos por día, e incluso más, han sido utilizadas sin efectos colaterales y con resultados.

El DMSO puede ser suministrado vía oral mezclado con jugo o agua, o puede ser aplicado tópicamente en el área de la lesión. El tratamiento de DMSO debería empezar intravenoso de inmediato al accidente. Cuanto más se demore el tratamiento existe mayor será daño permanente posterior. Sin embargo, un tratamiento con DMSO después de años de la lesión puede ser mejor que no hacer nada.

Un ingeniero de Orange County, en California sufrió de una lesión severa en la espalda en un accidente automovilístico. Se quedó paralizado desde el nivel de la lesión hacia abajo y confinado a una silla de ruedas. Su médula sufrió daños, pero no estaba seccionada. Le propusieron el tratamiento con DMSO y no lo aceptó. Estaba convencido de que no funcionaría y que no volvería a caminar, ya que algunos meses después del accidente seguía sin sentir sus piernas. Doce años después del accidente este hombre cambió de opinión y aceptó probar con un tratamiento tópico, con la loción de DMSO aplicada dos veces al día en toda su espalda. Después de tres meses este hombre podía mover los dedos del pie derecho. Él nunca volvió a caminar, pero el tratamiento le devolvió la sensibilidad y la capacidad de movimiento de sus piernas.

¿Habría podido caminar si hubiera recibido un tratamiento de DMSO enseguida del accidente? Nadie puede asegurarlo, sin embargo, este hombre cree que si hubiera tenido un tratamiento adecuado con DMSO inmediatamente después del accidente, estaría caminando ahora.

Cualquier médico puede tratar a un paciente con DMSO, aun sin saber en primera instancia si está afectada la médula o no. No existe contraindicación para usar DMSO a pesar de que la médula espinal esté seccionada y el paciente permanentemente paralizado. Si el paciente tiene lo que parece ser una lesión mayor, pero la médula no está seccionada el tratamiento con DMSO podría hasta llevar a una completa recuperación.

Capítulo 26

Lupus eritematoso

El DMSO resulta ser muy importante sino el más importante de los productos para el tratamiento del lupus eritematoso. Aunque no cura el lupus, el DMSO consigue reducir los síntomas del paciente para que pueda vivir con su enfermedad. Parece ser más eficaz que la cortisona y no tiene efectos colaterales.

Esta enfermedad inflamatoria presenta una gran variedad de síntomas que varían según los pacientes: fiebre, irritaciones cutáneas, cansancio, dolores articulares semejantes a la artritis reumatoide. Puede causar un daño severo a los órganos internos, especialmente a los riñones con muchos dolores y pérdida de movimiento durante largo tiempo y de repente mejorar, pero muy temporalmente para luego volver con más fuerza.

Una señora de Los Ángeles que había sufrido de lupus eritematoso durante más de diez años logró evitar los terribles episodios de dolor usando DMSO frecuentemente. Le inyectaron DMSO y vitaminas cada semana y se aplicaba una loción con DMSO a las articulaciones dolorosas. Antes había usado otros medicamentos que no le ayudaban con el dolor y le causaban efectos secundarios muy fuertes.

Cuando decidió cambiar de médico, su médico original, un especialista en enfermedades autoinmunes, le dijo que el tratamiento que quería usar no había sido probado y que él sabía más de lupus que el nuevo médico. También le dijo que sufriría mucho más si no usaba el metotrexato que estaba administrándole. Poco después este mismo médico se sorprendió mucho cuando ella le contó que ya no usaría metotrexato.

El metotrexato es un medicamento quimioterapéutico que se usa para combatir el cáncer y aunque reduce un poco de los síntomas del lupus, los efectos secundarios pueden ser devastadores e incluso pueden aumentar la discapacidad.

Esta dama está ahora trabajando a tiempo completo, tiene pocos síntomas de lupus, pero ya no sufre dolores extremos. Sus órganos internos funcionan normalmente y no le van a fallar. El único efecto colateral del uso del DMSO es el olor a ajo. Afirma que ahora se siente mejor de lo que se ha sentido en diez años y cuenta con disfrutar de una vida larga y saludable.

Capítulo 27

Medicina de emergencia

El DMSO ha probado ser eficaz para tratar tal variedad de afecciones y lesiones sin efectos dañinos que se podría pensar en usarlo en casos de emergencia. Sería lógico que todo aquel que realice primeros auxilios fuera capacitado para utilizarlo.

Se ha sugerido que todas las unidades de ambulancias y paramédicos tengan a su disposición el DMSO. Durante treinta años, el Dr. Bruce Halstead de California ha dicho: "Esperamos que el DMSO pronto esté disponible en todas las salas de emergencia y ambulancias y que el personal médico de emergencia reciba una formación para utilizarlo". Cuando se escribía este libro, el DMSO aún no estaba ampliamente disponible en la mayoría de salas de emergencia.

Ningún argumento lógico existe en contra del uso del DMSO en lo que concierne procedimientos de emergencia. Tiene ciertas propiedades que lo hacen conveniente para tratar víctimas de accidentes, enfermedades repentinas, isquemia cerebral o infarto. El DMSO reduce edemas, es antiinflamatorio, aumenta el flujo de oxígeno y es un antioxidante que protege las células de daño mecánico.

Desde hace más de treinta años, la clínica de medicina industrial en Los Ángeles usa regularmente el DMSO en casi todos sus pacientes. La mayoría de los pacientes sufren accidentes laborales y les atienden minutos después del accidente. Con frecuencia se les aplicaba DMSO incluso antes de ser examinados para evitar que la lesión progrese mientras el paciente esperaba su turno. Los médicos de esta clínica sabían que el DMSO podía ayudar con muchos problemas e incluso si no les beneficiaba en todos los casos había poca probabilidad de causarle daños. Usualmente, la primera aplicación a la lesión era tópica.

Otro ejemplo fue con el médico de emergencias en el Valle de San Gabriel, al este de Los Ángeles. Habían llevado a una mujer víctima de isquemia cerebral al hospital. Su familia quería que fuera tratada con DMSO y el doctor de emergencias se negó a hacerlo porque no conocía el producto y que de todas maneras la paciente iba a morir. Una enfermera que la atendía estaba de acuerdo con la familia y ayudó con el DMSO. Por la mañana, un neurocirujano se hizo cargo de la paciente y pidió que se añadiera DMSO a la inyección intravenosa. No esperaba que fuera benéfico en este caso por el daño severo que sufría la paciente, pero que sí lo hubiera aplicado de tratarse de su esposa o su madre.

Mientras se escribía este libro, la representante del Congreso de Arizona Gabrielle Giffords recibió un balazo en la cabeza. Mucha gente pidió que se le administrara DMSO. Debieron haberlo hecho porque el tratamiento le hubiera ayudado a mejorar su estado. Nadie sabe hasta qué punto hubiera sido benéfico para ella recibir DMSO aunque yo creo que el resultado hubiera sido algo sorprendente.

Aún hoy, años después, el tratamiento podría aportarle algún beneficio.

Un buen ejemplo de cómo se utilizó DMSO de manera inmediata fue cuando en Los Ángeles una enfermera fue atropellada, sin romperse ningún hueso. Sufría de múltiples heridas y dijo que estaba segura de que podría caminar al día siguiente. Pensaba que iba a sufrir mucha rigidez y de efectos posteriores como reacción al accidente. Le aplicaron DMSO de manera tópica a casi todo su cuerpo dentro de los diez minutos después del accidente. También tomó una cucharadita de DMSO con un vaso de jugo. Dos horas después se le volvió a aplicar DMSO tópicamente. A pesar de estar familiarizada con el DMSO, la enfermera se sorprendió de lo bien que se sentía y del dolor leve que tenía. A la mañana siguiente esta paciente ya se sentía mejor y no tenía rigidez alguna. Comentó que el DMSO realmente le había ayudado. Además, pensaba que el accidente no había sido tan grave como le había parecido al principio cuando ella pensó que tendría secuelas mayores al menos durante una semana a causa del accidente.

Confiamos en que en el futuro se prescriba DMSO en casi todas las situaciones de emergencia médica y de manera especial la aplicación tópica que es tan simple y segura para que cualquier persona pueda hacerla de manera eficaz.

Capítulo 28

Piel

Un estudio con 1371 pacientes con úlceras de piel crónicas fue realizado en Chile y publicado en 1975 en los Anales de la Academia de Ciencias de Nueva York[10]. Las úlceras de la piel tienen varias causas: diabetes, insuficiencia venosa, heridas infectadas y quemaduras. La mayoría de quemaduras en el estudio estaban infectadas y la mayoría por muchos años con tratamientos insatisfactorios. El tratamiento del estudio consistía en DMSO mezclado con antibióticos y agentes antiinflamatorios. La mezcla se aplicaba con aerosol directamente sobre la herida, en la mayoría de los casos el tratamiento se hacía tres veces por semana. En las heridas profundas la aplicación producía dolor, pero no impidieron el tratamiento porque el dolor dura poco tiempo. La mayoría de pacientes se alivió de inmediato y en algunos casos el dolor desapareció después del primer tratamiento.

El Dr. Mirando-Tirado, principal investigador, dijo que la rápida curación fue sorprendente después de solo tres tratamientos en algunas heridas superficiales. Con un número total de mil trecientos trece pacientes escribió que 95,04 % estaban curados y eran capaces de volver a su vida normal.

---

[10] Miranda Tirado, René, *La Terapia con Dimetilsulfóxido en Ulceras Cutáneas Severas*, Anales de la Academia de Ciencias de Nueva York, Volumen 243, pp. 408-411.

Algunos otros ejemplos, uno de un hombre de sesenta años que sufría de una úlcera en la pierna derecha durante quince años. Esta úlcera tenía dos pulgadas de diámetro y había sido causada por la ruptura de una vena varicosa. Se le habían hecho varios tratamientos durante los quince años. Sin embargo, ninguno había dado resultado. Después de veinte tratamientos con un aerosol de DMSO, la úlcera se curó completamente y la herida no volvió a presentarse.

Otro ejemplo, un hombre de cincuenta y cinco años que tenía un síndrome posflebítico en su pierna derecha con ulceraciones y dermatitis posterior a un largo reposo forzado a causa de un accidente en un ascensor. Por fracturas, el paciente estuvo enyesado dieciocho meses. Durante siete años varios dermatólogos le atendieron y estuvo hospitalizado varias veces en el Hospital de Chile. La mejoría era siempre temporal y las úlceras aparecían pocos días después del alta. Después de tan solo diez tratamientos en aerosol con DMSO en un periodo menor a cuatro semanas las úlceras se habían curado completamente y el paciente volvió a su trabajo y a caminar sin problemas.

Más recientemente una mujer de noventa años en Los Ángeles sufría de severas úlceras varicosas severas en ambas piernas. Era una profesora retirada y le asustaba pensar que podía tener cáncer en ambas piernas. Le explicaron que tenía venas varicosas que le habían provocado llagas y úlceras. El dermatólogo quería operarle, pero en vez le trataron con una loción de piel con DMSO, aloe vera y aceite de eucalipto dos veces al día. Hubo una disminución inmediata del dolor y un mes después las llagas estaban completamente sanas y no se volvieron a presentar.

¿Y qué podemos decir de problemas de piel en animales? Hace pocos años un gato en Los Ángeles tenía graves problemas de piel. El pelo en una gran parte del cuerpo se le estaba cayendo, la piel se estaba pelando y sangraba. El dueño del gato lo llevó a varios veterinarios quienes le realizaron una serie de exámenes y tratamientos. Nada parecía funcionar y era posible que el gato moriría. Finalmente, se intentó con una loción que contenía DMSO, aparentemente el dolor se reducía en cuestión de minutos. El gato dejó de rascarse, su piel se sanó y el pelo volvió a crecer. Dos meses después era un gato bello y saludable. El veterinario dijo que no sabía la causa del problema de la piel y que no quería especular; sin embargo, dijo que para futuros problemas de esta naturaleza o cualquier problema de piel de causa desconocida en gatos lo primero que haría, sería usar la loción de DMSO.

Los injertos de piel son algunas veces necesarios después de un daño severo en la piel. También pueden ser muy importantes en reconstrucción facial. El mayor problema con estos injertos de piel es si el injerto funciona o no, especialmente en injertos muy grandes.

Se hizo un estudio conducido por el Departamento de Cirugía de Ojos, Oídos, Nariz y Garganta de la Universidad de Minnesota, en la Escuela de Medicina en Minneapolis, Minnesota sobre los efectos del crecimiento de factores antigénicos y de DMSO en injertos compuestos. Se aplicó a los injertos DMSO con factores de crecimiento antigénicos, factores de crecimiento básicos de fibroblasto para determinar sus efectos en la sobrevivencia y de vascularización. Se aplicó tópicamente y por inyección transdérmica a ciento veinte conejos blancos con injertos auriculares.

En dos grupos se hizo dermoabrasión para aumentar la transmisión transdérmica. Tres semanas después al examinar el injerto, había crecido 40 % en vascularidad comparado con los grupos de control. Se descubrió que la dermoabrasión y el DMSO aumentan la viabilidad del injerto incluso sin el agente angiogénico.

El DMSO es el mejor amigo del dermatólogo. Con frecuencia pacientes con problemas de piel que no saben con certeza la causa y los exámenes no revelan la causa precisa. El médico puede examinarlo y no encontrar el problema. En estos casos, el DMSO puro o con otros productos puede usarse con mejoría aún sin saber la causa de la afección. Se ha dicho: "Si se empezara a usar el DMSO más frecuentemente en la Dermatología, los libros de esta especialidad tendrían que volverse a escribir".

Capítulo 29

Prostatitis crónica bacteriana

La prostatitis crónica bacteriana es una enfermedad provocada por una inflamación crónica de la próstata, que se produce cuando bacterias se infiltran y proliferan en el líquido prostático (semen). Los síntomas pueden variar desde leves hasta tan graves, que requieren la consulta de un urólogo. Un paciente puede tener síntomas durante unos pocos meses (prostatitis bacteriana aguda) o incluso muchos años, sin alivio. El tratamiento convencional es recibir antibióticos durante al menos tres semanas, y esto puede durar hasta varios meses. Con frecuencia no se elimina la bacteria.

Basándonos en varias de las propiedades del DMSO mencionados en capítulos anteriores, se ha desarrollado un procedimiento en la ciudad de Quito-Ecuador, [11] para eliminar la bacteria de la próstata. La primera propiedad utilizada fue la capacidad que tiene el DMSO de adherirse a otras sustancias. En este caso fue con un antibiótico capaz de eliminar la bacteria. La segunda propiedad del DMSO es que atraviesa la piel y otras barreras del cuerpo; en lo que nos concierne, la fibra capsular que rodea la glándula prostática, llevando el antibiótico adentro. En tercer lugar, el DMSO puede potencializar la

---

[11] Comunicación personal entre Archie Scott y el Dr. Lance Evans Grindle, de la Clínica Waldos en Quito, Ecuador.

sustancia con la que está mezclado, es decir, el antibiótico. Lo que necesitábamos era una manera de hacer llegar el DMSO con el antibiótico a la cápsula prostática. Esto se hizo de manera fácil con un catéter estéril introducido temporalmente a través de la uretra para depositar el DMSO-antibiótico en el fondo de la vejiga que se encuentra justo por encima de la próstata, separada solamente por la cápsula que rodea a la próstata.

El efecto de la mayoría de los antibióticos dura entre ocho a doce horas hasta veinticuatro horas en la sangre. Dadas las características del DMSO, sumado a que toda la dosis de la combinación de DMSO-antibiótico pasa de la vejiga a la próstata, la hipótesis era que la concentración del antibiótico debía durar mucho más que solo las ocho, doce y veinticuatro horas previstas. En efecto parece que fue así.

Se decidió tratar de «curar» la próstata de la bacteria invasora en doce sesiones. Este protocolo se aplicó en un total de quince pacientes. Trece de los quince pacientes habían sido tratados por uno o más urólogos por prostatitis crónica sin éxito. Los quince pacientes presentaban síntomas y aislaron bacterias en los cultivos de su semen antes del tratamiento con DMSO. Los quince pacientes realizaron otro cultivo veinte días después del tratamiento y casi todos hicieron un tercer cultivo tres meses después. Todos los quince pacientes mejoraron sus síntomas, y en la mayoría de los quince pacientes, los síntomas desaparecieron. Los resultados de todos los cultivos reportaron negativos a los veinte días, y también a los tres meses la bacteria tampoco creció. En los que hicieron cultivos entre uno, y cinco años después del tratamiento, tampoco crecieron bacterias.

Ocurrió algo interesante con dos pacientes que se sometieron a un espermatograma. En ambos casos, después del tratamiento, los espermatozoides tenían menos deformaciones y permanecieron móviles durante mucho más tiempo que antes del tratamiento. Recordemos que el DMSO es utilizado para preservar a las células en el congelamiento. Este hallazgo podría tener importantes implicaciones para la especialidad médica de la infertilidad masculina.

En este estudio realizado en Quito-Ecuador, se usaron cinco diferentes tipos de antibióticos, y en todos los casos, los cultivos posteriores al tratamiento fueron negativos para el crecimiento de bacterias. El efecto curativo del principio de DMSO-antibiótico, parece no depender de un antibiótico específico para curar la infección de la próstata.

Capítulo 30

Quemaduras

Lociones para la piel que contienen DMSO han demostrado ser efectivas para tratar quemaduras. Las quemaduras severas que cubren áreas grandes no solo son muy dolorosas, sino también corren el riesgo de infectarse.

Un cocinero en Santa Bárbara, California, cargaba una gran bandeja con grasa caliente, resbaló y el aceite le cayó sobre el cuerpo. Le llevaron de emergencia al médico con quemaduras de segundo grado en la mayor parte de su cuerpo. Se decidió utilizar una loción que contenía 50 % de DMSO y 50 % de aloe vera en las quemaduras del paciente. Se hizo la primera aplicación de inmediato, otra aplicación una hora después, la tercera aplicación fue tres horas después de la segunda y luego cada ocho horas, durante los dos días siguientes.

Este hombre se recuperó por completo de sus quemaduras, poco después el doctor dijo que con cualquier otro tratamiento la recuperación hubiera sido más lenta y con complicaciones. Según este médico, las cicatrices hubieran sido importantes y no se hubieran curado completamente. El paciente estuvo fuera del trabajo dos días, se estima que si no se le hubiera aplicado el tratamiento con DMSO, habría necesitado al menos una semana para recuperarse lo suficiente para regresar al trabajo.

Las lociones de DMSO también han sido usadas en otro tipo de quemaduras. La aplicación de DMSO con aloe vera usualmente previene la formación de ampollas cuando una persona se quema la mano con una olla caliente, también se ha usado el DMSO para tratar quemaduras de sol. La mayoría de médicos que tratan quemaduras graves con DMSO, han tenido mejores resultados con las lociones que mezclan el DMSO con el aloe vera.

Capítulo 31

Radiación (protección)

Hace más de cuarenta años se conocen las propiedades protectoras de DMSO para prevenir daños por radiación producida en tratamientos por rayos X, y también para proteger de altos niveles de radiación atmosférica como aquellos ocasionados por accidentes en plantas nucleares.

Existen daños directos e inmediatos como quemaduras por radiación. También hay daños por radicales libres que afectan a células de todo el cuerpo. Estos radicales libres causan que las células maduren más rápidamente y también hace que muten, causando cáncer, malformaciones al nacer y otras enfermedades. Incluso en pequeñas concentraciones el DMSO puede reducir muchísimo la radiación y el daño causado por los radicales libres.

Un estudio con pacientes que padecían de cáncer cervical en Rusia y que recibieron tratamientos con radiación fue publicado por el periódico ruso de Radiológica *Meditsinskaia Radiological*[12]. En este estudio, el DMSO fue aplicado tópicamente a veintidós pacientes con cáncer cervical, antes de recibir

---

[12] G.M. Zharinov, S.F. Vershinina y O.I. Drankova, *Prevención de Daños por radiación en la vejiga y el recto utilizando una aplicación local de dimetilsulfóxido*, Meditsinskaia Radiological 20:16-18, marzo 1985.

el tratamiento con radiación. El grupo de control consistía de cincuenta y nueve pacientes que recibieron el tratamiento de radiación sin DMSO. Los pacientes que estuvieron protegidos con DMSO no tuvieron quemaduras ni otros síntomas provocados por la toxicidad radiactiva, mientras que el grupo de control sufrió de todas las reacciones que causa el tratamiento.

Se publicó otro estudio de la Universidad de Kioto en Japón en la revista de investigación de radiactividad en 2010[13] sobre el uso del DMSO para proteger el ADN de daños ocasionados por la radiación. En este estudio se expuso a la radiación las células ováricas de un hámster. Las células estaban protegidas por una solución diluida al 0,5 % de DMSO.

El ADN está compuesto por dos hebras en forma de doble hélice, que contienen las instrucciones genéticas usadas en el desarrollo y funcionamiento de organismos vivos. La función principal del ADN es el almacenamiento a largo plazo de la información. El ADN es comparable a un esquema o planos, puesto que contiene las instrucciones necesarias para construir otros componentes de la célula. El ADN está presente en todo organismo viviente: persona, perro, gato, hámster... El ADN en las células de un hámster determina que la cría va a ser un hámster, mientras que el ADN de un humano determina que el bebé será un humano. El ADN también determina el tamaño, color, inteligencia, etc., de un organismo.

---

[13] Genro, Koja Ono, Keiz, Tano y MasamiWatabe, *Un mecanismo alternativo para la protección contra la radiación usando dimetilsulfóxido, una posibilidad de reparar la doble hebra del ADN*, Revista de Investigación de la Radiactividad, Vol. 51.733-740, 2010.

Se puede dañar el ADN de varias maneras, una de ellas es la exposición a la radiación que causa roturas en el ADN. Estudios anteriores de los investigadores de la Universidad de Kioto, confirmaron que un tratamiento de dos horas con 10 % de DMSO a las células irradiadas, puede suprimir sus efectos mortales. La investigación demostró que las concentraciones altas eran efectivas para prevenir roturas en las hebras dobles del ADN. Generalmente, mientras mayor es la concentración de DMSO, menos se quiebran las hebras de ADN, sin embargo, como las altas concentraciones resultaron tóxicas, se intentó con 0,5 % de DMSO.

Este estudio permitió demostrar que 0,5 % de DMSO protegía contra la radiación, reparando las quebraduras de las dobles hebras de ADN de manera más eficaz, que con la supresión de radicales libres. Si quieren más información sobre este estudio japonés, pueden buscarlo en internet, es excelente aunque no tan fácil de entender.

En su conclusión, los autores de la investigación afirman que es necesario hacer más estudios para comprender mejor los efectos protectores de la célula del DMSO contra la radiación. Antes se pensaba que el beneficio era indirecto por supresión de radicales libres. Sin embargo, según este estudio, existe también acción directa con el DMSO en sí que ayuda a reparar el ADN. Queda mucho por aprender sobre el tratamiento de daños causados por radiación.

¿Cómo se pueden utilizar los conocimientos que ahora tenemos para ayudar a las personas que estuvieron expuestas a cantidades excesivas de radiación, como las víctimas de la central nuclear de Fukushima? No existen protocolos anteriores para el uso de DMSO en el tratamiento de envenenamiento por radiación provocado por plantas nucleares antes de 2011. Los protocolos originales fueron escritos poco después de la catástrofe de Fukushima y deberían ser modificados considerando la información que disponemos. Sin embargo, provee un buen punto de partida hasta que se diseñen nuevos protocolos. De igual manera, los protocolos de tratamiento actuales deben ser adaptados a cada caso.

Todas las víctimas de exposición excesiva a la radiación deberían ser tratadas inmediatamente con DMSO, sea por vía oral o por inyección o por aplicación tópica sobre la piel. En algunos casos se deberían hacer las tres cosas. Aquellos con mayor exposición radiactiva como los obreros de la planta nuclear deberían recibir altas dosis de DMSO, un máximo de cinco gramos por kilogramo de peso corporal, el primero es seguro durante un periodo de veinticuatro horas. Sin embargo, la alta dosis es recomendada solamente para las personas excesivamente expuestas con peligro de muerte. Es obvio que se debe retirar inmediatamente a la persona del lugar donde existe el exceso de radiación. En el caso de suceder en una planta nuclear, hay que sacar al paciente a una distancia de doscientos kilómetros del lugar del accidente.

Después del primer día, la dosis se reduce mucho. Una dosis permanente de un gramo por kilogramo de peso corporal puede ser administrada a una persona que recibe radiación constante en exceso. Las mujeres embarazadas deben estar siempre protegidas contra la radicación. El desarrollo del ADN del feto es especialmente vulnerable a la radiación y si se envenena con radicación, el niño puede salir deforme o sufrir de leucemia o de otro problema grave.

El DMSO tópico concentrado en 90 % para el cuerpo, 70 % o menos para la cara son las dosis recomendadas. Se debe aplicar ligeramente al principio para ver cómo responde el paciente. Si el paciente tiene quemaduras por radiación, se puede usar la loción Scott Supreme para piel que contiene 50 % de DMSO y aloe vera. Los que siguen recibiendo radiación pueden aplicarse la misma loción con DMSO en todo el cuerpo dos o tres veces diarias. La piel debe estar limpia sin residuos de alcohol en ningún sitio en donde se aplique el DMSO puesto que el DMSO hace penetrar otros productos a través de la piel.

Cuando se ingiere el DMSO, la concentración debe ser de 20 % o menos y el paciente debe tomar la mezcla lentamente después de las comidas. Es mejor tomarlo con jugo para encubrir el sabor, pero también se usa diluido en agua.

Se pueden administrar otros productos con el DMSO que no se detallarán en este libro, pero incluyen yoduro de potasio que ayuda a proteger la tiroides si el yodo radiactivo es uno de los agentes contaminantes. También pueden usarse sales de baño Epsom junto con otros agentes que reducen toxinas. Se puede sufrir de radiación de otras fuentes que no amenazan la vida en ese momento, pero que puede acumularse a lo largo de la vida del paciente, por ejemplo, cuando un paciente se expone a los rayos x, normalmente, se protege el resto de su cuerpo con una barrera. Si se aplica DMSO tópico en el área que va a ser objeto de la radiografía, se podría reducir el daño sin afectar la efectividad de la radiografía.

Se ha utilizado con éxito el DMSO para tratar una gran variedad de problemas durante más de cincuenta años y es considerado una de las medicinas más sanas que existen. A pesar de haber sido utilizado por millones de personas, no se ha documentado ningún caso de reacción fatal al DMSO. El único efecto secundario es el olor ajo. El uso tópico puede provocar una ligera irritación cutánea, pero solo dura unos pocos minutos. Cualquier persona que reciba altas radiaciones ya sea en plantas nucleares o por otras fuentes debería recibir DMSO durante largo tiempo para reducir los daños provocados por la radiación a largo plazo.

Capítulo 32

Retraso mental

El DMSO ha sido muy eficaz en el tratamiento de retraso mental, en algunos casos solo y en otros combinado con aminoácidos, vitaminas u otros productos. Se ha administrado el DMSO de varias maneras: por vía oral, intramuscular o tópica.

Un estudio importante y bien documentado fue dirigido en Chile con treinta y cinco niños con retraso mental severo provocado por el síndrome de Down[14], conocido también como mongolismo o trisomía del cromosoma 21: niños que nacieron con tres cromosomas 21 en lugar de dos. Los niños que tienen tres cromosomas tienen retraso mental y hasta utilizar el DMSO, poco se podía hacer por ellos.

Les administraron DMSO con aminoácidos por inyección intramuscular. Las ampolletas de la inyección contenían 5 cc de 5 % de DMSO con 5 mg de ácido aminogamabutírico (GABA) y 10 mg de aminobetahidroxibutírico (GABOB) y 10 mg de aceglutamida.

---

[14] Aspillaga Manuel J., Ghislaine Morizon, Isabel Avendano, Mila Sánchez y Lucía Capdeville, *Terapia con dimethilsulfóxido en niños mongólicos con grave retraso mental*, Anales de la Academia de Ciencias de Nueva York, 243:421-431.

Se dividió a los niños en dos grupos, los mayores de 3½ años y los menores de 3½ años. Entre los más pequeños, quince recibieron el tratamiento y trece formaban el grupo de control. Entre los mayores había uno de catorce años, dieciséis de ellos recibieron el tratamiento y 11 formaban el grupo de control.

Para los niños menores, la dosis fue de una ampolla de 5 cc con 5 % de DMSO combinado con aminoácidos adaptados al peso de cada uno. Los que pesaban menos de 8 kg recibieron 0,5 cc, los que pesaban entre 8 y 11 kg, y los que pesaban más de 11 kg recibieron 2 cc. A todos los niños mayores de 3 años les inyectaron una ampolla completa de 5 cc.

Los niños menores de tres años fueron inyectados diariamente durante veinte días alternando con veinte días sin inyecciones. Durante este receso les dieron capsulas de aminoácidos sin DMSO, pero que contenían GABA, GABOB, aceglutamida y arginina. A todos les inyectaron veinte veces hasta llegar a un total de cien inyecciones.

Los dos grupos mostraron muchos progresos comparados a los grupos de control. Las pruebas psicométricas de los menores de tres años y medio, correspondía al coeficiente de desarrollo de Gesell. Los que utilizaron DMSO mejoraron en todas las áreas con los siguientes resultados:

Área motriz: en el grupo de control hubo poco

cambio con un promedio de cincuenta y seis antes del tratamiento y cincuenta y ocho un año después. Entre trece pacientes, diez no cambiaron su índice motor mientras que en un paciente disminuyó y en dos pacientes subió. En el grupo tratado con DMSO el promedio inicial era también de cincuenta y seis, pero un año después era de setenta y dos.

Área de adaptación: en el grupo de control el promedio inicial era de cincuenta y dos y al final del año bajó a cuarenta y nueve. El grupo que usó DMSO comenzó con un promedio de cincuenta y subió a sesenta después de un año de tratamiento.

Área del lenguaje: el grupo de control tenía un promedio de cincuenta y seis al comenzar y cincuenta y cuatro un año después. El del DMSO tenía un promedio de cincuenta y dos que se incrementó a cincuenta y ocho un año después del tratamiento.

Niños mayores de tres años y medio

Área motriz: en el grupo de control tenía un índice promedio de treinta y cuatro antes del tratamiento y treinta y seis un año después. En el grupo tratado con DMSO el promedio inicial era de treinta y ocho, pero un año después fue de cuarenta y nueve.

Área del lenguaje: se pusieron a prueba a la vez las capacidades de comprensión oral y de expresión oral de ambos grupos. En el grupo de control tenía el promedio de expresión oral era de veintiún y subió a veintitrés; el de comprensión era de veinticinco al comenzar y de treinta y cuatro un año después. El grupo que usó DMSO el promedio de expresión oral era de veintisiete antes del tratamiento y se incrementó a treinta y siete un año después del mismo. El promedio de comprensión era de cuarenta y dos antes del tratamiento y de cincuenta y dos un año después.

Coeficiente intelectual: los niños del grupo de control comenzaron el estudio con un CI de 34, y se obtuvo un promedio de CI de 33 un año después. Los que fueron tratados don DMSO al principio tenían un CI de 29, y llegaron a una media de 40 un año después del tratamiento.

Los médicos tratantes llegaron a la conclusión de que la terapia con DMSO y aminoácidos constituía un gran avance en el tratamiento de retraso mental severo. También recomendaron aumentar el número de niños tratados e incrementar la duración. Trataron a otros niños que no formaron parte de este estudio, les administraron dosis mayores y obtuvieron mejores resultados. Finalmente, aseguraron que a pesar de no haber logrado un tratamiento ideal, la terapia con DMSO y aminoácidos ha permitido un gran progreso en el tratamiento de una condición en la cual no se había progresado durante décadas.

En otro ensayo clínico presentado en la Conferencia sobre DMSO en la Academia de Ciencias de Nueva York, se aplicó el tratamiento a veintiséis niños no mongoloides con retraso en Argentina utilizando la misma terapia empleada en Chile[15]. Treinta de ellos recibieron DMSO, mientras que los otros trece fueron el grupo de control, cuya edad fluctuaba entre cinco y veinte años.

Los niños recibieron 5 cc de inyecciones intramusculares de DMSO tres veces a la semana en una serie de veinte inyecciones con un receso de quince días entre cada serie en un tiempo total de ciento ochenta días.

Los resultados de este estudio fueron similares al anterior: hubo muy poco cambio en el grupo de control mientas que aquellos que usaron DMSO lograron progresos.

Billy King, de Portland, Oregón, es quizá el paciente con síndrome de Down más conocido en Estados Unidos por haber recibido tratamiento con DMSO. Fue paciente del Dr. Stanley Jacob en la Escuela de Medicina de Oregón en los años setenta.

Su madre me contó que el niño Billy tomaba DMSO con su leche todos los días, algo que cualquier niño podría hacer por ser muy simple, efectivo, poco costoso y muy beneficioso.

Podemos ver en las fotografías de Billy que se muestran a continuación el aspecto de Billy antes

---

[15] Giller, Ana y María E. M de Bernadou, *La terapia con dimetilsulfóxido en oligofrenia no mongoloide infantil*, Anales de la Academia de Ciencias de Nueva York, 243:432-448.

de comenzar a usar el DMSO a los catorce años en 1971 y luego su apariencia cuando cumplió quince años, un año después de usar DMSO y luego dos años después. Al comenzar el tratamiento, Billy tenía la capacidad mental de un niño de diez meses de edad. Podía caminar y comer solo, pero no podía hablar ni comprender lo que le decían. Dos años después su capacidad era equivalente a la de un niño de siete años. Era capaz de hablar y comprendía lo que le decían. Podía escribir su nombre e identificar las imágenes de las tarjetas Peabody. Como se puede ver en las fotos, había perdido mucho su aspecto mongólico y sabía nadar.

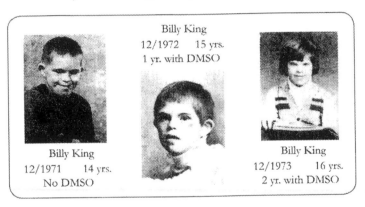

Billy King
12/1972   15 yrs.
1 yr. with DMSO

Billy King
12/1971   14 yrs.
No DMSO

Billy King
12/1973   16 yrs.
2 yr. with DMSO

Billy King siguió haciendo progresos en los años siguientes y al llegar a la edad adulta comenzó a trabajar en una librería de Portland. Es un ejemplo de alguien cuya vida fue transformada por el uso de DMSO, pasó de ser una persona con pocas probabilidades de ser independiente a convertirse en un adulto productivo que traía un salario cada semana a su hogar.

¿Cuál es la situación actual de los retrasados mentales en los EE. UU. y en otros países del mundo actualmente? Muchos niños que eran como Billy antes del tratamiento con DMSO viven en instituciones estatales. Muchos de aquellos que tienen retardo mental severo o que han sufrido una grave lesión cerebral podrían salir del hospital y llevar una vida normal. Los impuestos de los contribuyentes se están desperdiciando en hospitales psiquiátricos y lo que es peor no se ayuda a curar a los pacientes que son mantenidos con tranquilizantes para calmarles en lugar de curarles con DMSO. Ya es hora de que se comience a tratar a estas personas y que los profesionales que les atienden crean verdaderamente que los retrasos severos pueden tratarse para transformar a estas personas en gente productiva.

Capítulo 33

Sistema auditivo

Problemas de oído y audición afectan a gran parte de la población, especialmente a niños pequeños. Los casos graves son tratados con un tubo en el tímpano para liberar la presión y el pus. Esta operación es muy dolorosa. En muchos casos combinando el DMSO con anestésicos hace posible la operación del tímpano sin el terrible dolor característico de este mal. En otros casos, los pacientes con infecciones del oído interno o medio fueron tratados con DMSO combinado con antibióticos sin perforar el tímpano.

Una familia de Los Ángeles tenía 6 hijos, todos habían tenido infecciones de oído cuando era bebés. Un invierno, los niños de siete, ocho y nueve años tuvieron otitis, se quejaban de dolor y problemas de oído. Se les administró DMSO con dos gotas de 50 % de DMSO en cada oído. El alivio fue inmediato y se recomendó a la madre y a los niños continuar con las gotas de DMSO dos veces diarias y tener siempre a disposición el gotero para tratar a los niños al primer síntoma de dolor. Los niños ya no sufrieron de otitis por el resto del invierno.

El médico recomendó a la madre utilizar el DMSO con sus hijos con dos gotas semanales, por lo menos, durante el invierno siguiente. Se hizo esto y ninguno de los niños sufrió de otitis. Por supuesto no existen pruebas de que los niños no hubieran tenido otitis sin las gotas. Sin embargo, parece probable que al menos uno de ellos hubiera tenido otitis sin usar el DMSO.

Tinitus

Tinitus es un síntoma en el paciente que escucha un sonido constante en uno o ambos oídos. Los sonidos más frecuentes son los silbidos, los zumbidos y los pitidos, aunque pueden variar muchísimo y algunos pacientes hasta pueden oír música. El problema puede ser constante o variable y con frecuencia puede terminar en la pérdida parcial de la audición. Si el sonido es continuo e intenso llega a afectar seriamente la salud física y mental del paciente.

Antes del uso de DMSO poco se podía hacer para aliviar los síntomas de este mal. A veces se llegaba a operar en algunos casos. En otros casos, los médicos pensaban que por infección y lo trataban con antibióticos. Incluso, a veces también se insinuaba que el paciente tenía problemas mentales ya que no existía el ruido que el paciente identificaba como zumbido, silbido o música.

Un estudio realizado en Chile y presentado en la Conferencia de 1975 de la Academia de Ciencias de Nueva York por Arístides Zúñiga Caro arrojó excelentes resultados al tratar tinitus con DMSO[16]. Se

---

[16] Arístides Zúñiga Caro, *Dimetilsulfóxido en terapia contra el tinitus de origen desconocido*, Anales de la Academia de Ciencias de Nueva York, Volumen 243, pp. 468-474.

utilizaron quince pacientes que habían sufrido de tinitus durante un mínimo de seis meses y ninguno de ellos se había adaptado al ruido.

Durante un mes fueron tratados con un aerosol que contenía DMSO combinado con medicamentos antiinflamatorios y vasodilatadores que se aplicaban al canal del oído cada cuatro días. Los pacientes también recibieron inyecciones intramusculares de DMSO y otros medicamentos diariamente.

Todos los pacientes presentaron al menos un poco de alivio, nueve se recuperaron totalmente y los síntomas no volvieron durante el siguiente año, dos pacientes siguieron con los sonidos, pero con menor intensidad.

Otros síntomas también mejoraron. Antes del tratamiento, once pacientes sufrían de jaquecas, en siete de ellos desaparecieron completamente y otros tres pasaron a tener síntomas menos fuertes. Todos los pacientes sufrían de insomnio el cual desapareció en ocho pacientes y los otros sintieron algún alivio.

También se notó que la temperatura del oído subía de 36,8 °C antes del tratamiento y a 37,9 °C después del tratamiento, lo que posiblemente indica que el flujo sanguíneo se había mejorado dentro del oído interno y podría explicar la mejoría. La temperatura promedio en los adultos sin problemas de oído es de 38,1 °C.

Muchos pacientes víctimas de tinitus fueron tratados en la Nueva Clínica de Nueva York con

DMSO en un tratamiento que consiste de gotas para el oído con 40 % de DMSO en cada oído diariamente y una loción con 90 % de DMSO. El sonido en los oídos, en la mayoría de los casos, disminuyó casi inmediatamente; con frecuencia los pacientes fueron dados de alta en un mes y los síntomas normalmente no se repitieron. Cuando se repitieron, se volvió a aplicar el tratamiento y el alivio fue normalmente más rápido que con el primer tratamiento.

La clínica trató a pacientes por varios problemas, muchas veces los pacientes tenían otras quejas y ya no mencionaban sus problemas de oído, de igual manera fueron asistidos para el otro problema con un tratamiento que incluía DMSO. Luego mencionaban que el sonido en sus oídos disminuyó a consecuencia del otro tratamiento con DMSO. En esos casos se les hacía tratamiento a los oídos y se obtenía un alivio completo.

Capítulo 34

Sistema digestivo

Los problemas digestivos de diversa índole pueden ser muy difíciles de diagnosticar y de tratar. Un ejemplo es el de a una niña de ocho años de Los Ángeles que vomitaba a diario después de desayunar. Era una inmigrante que acababa de llegar a los Estados Unidos y se alojaba con su tía. La llevaron a un médico que dijo que la niña sufría de hemorragia interna y que la remitió a un especialista quien encontró que ella tenía una oclusión parcial causada por una grave infección de hongos.

El especialista consideró que la parte infectada del tracto intestinal debía ser extirpada con cirugía. Se emplearon sin éxito algunos medicamentos convencionales contra hongos. Finalmente, antes de la cirugía decidieron tratarle con DMSO. Le dieron ½ cucharadita llena de DMSO en una onza de aloe vera diluido en dos onzas de agua después del desayuno y la cena. Después de tres días el vómito desapareció. Se descontinuó el tratamiento y una semana después volvieron los síntomas. Entonces se reanudó con el tratamiento por dos semanas hasta que todos los síntomas desaparecieron. Quince años después, los problemas no se han repetido.

Este es el caso de un médico con mente abierta que quiso evitar la cirugía en una niña gracias a su decisión de probar el DMSO antes de realizar una cirugía salvándola de una cirugía intestinal mayor con todo lo que implica.

Muchos estudios sobre el DMSO han sido dirigidos por el Dr. Aws Salim, considerado por muchos como el más importante de los investigadores que tratan daños causados por radicales libres. Él ha dirigido estudios para analizar si los problemas gástricos pueden reducirse con el uso apropiado de recogedores de radicales libres.

Intentaron saber si la lesión de la mucosa provocada por el estrés en pacientes con fracturas pélvicas y choques hipovolémicos podía ser reducida con el uso del DMSO *versus* alopurinol[17]. Formaron parte de este estudio 177 pacientes de los cuales 57 recibían DMSO, 62 alopurinol y 58servían como grupo de control. Los pacientes que usaron DMSO y alopurinol obtuvieron resultados positivos frente al grupo de control.

Durante los primeros tres días después de su hospitalización, trece pacientes del grupo de control adolecían de lesiones de la mucosa gástrica provocada por el estrés mientras que solo dos pacientes de cada grupo que usaron DMSO y alopurinol desarrollaron la lesión. Ocho pacientes del grupo de control y uno de alopurinol desmejoraron tanto que necesitaron cirugía de emergencia. Tres pacien-

---

[17] Salim, A.S., *Protección con neutralizadores de radicales libres contra el estrés que induce daño mucoso-gástrico*, Cuidados Intensivos Med, 1991: 17 (8): 455-460.

tes del grupo de control fallecieron poco después de la cirugía mientras que todos los pacientes que usaron DMSO y alopurinol sobrevivieron.

La conclusión del estudio fue que los radicales libres están implicados en la lesión de la mucosa provocada por el estrés y que remover los radicales libres permite proteger y reducir la morbimortalidad.

Otro estudio del Dr. Salim fue para determinar si los radicales libres estaban involucrados en la reincidencia de úlceras duodenales. El estudio reunió a trescientos dos pacientes con úlceras que habían sanado. Todos eran bebedores y fumadores sociales. Estos pacientes fueron divididos al azar en cuatro grupos para recibir DMSO, alopurinol, cimetidina o para servir como placebo durante un año.

Los índices de recaída de úlceras durante un año fueron: placebo 65 %, cimetidina 30 %, DMSO 13 % y alopurinol 12 %. Mientras el tratamiento convencional con cimetidina fue más efectivo que el placebo, este estudio muestra que los recogedores de radicales libres del DMSO y del alopurinol aportaron la mejor protección contra la reaparición de la úlcera duodenal.

Capítulo 35

Sistema respiratorio

Los problemas respiratorios afectan severamente la vida de mucha gente alrededor del mundo. Estas dolencias pueden ser más serias en infantes y ancianos. Se ha comprobado la efectividad del DMSO combinado como antibióticos y antiinflamatorios para el tratamiento de la mayoría de enfermedades respiratorias.

Un estudio en Chile que incluyó a sesenta bebés con bronquiolitis severa mostró que al añadir el DMSO al tratamiento convencional el resultado era eficaz[18]. Estos bebés, divididos en dos grupos: treinta en el grupo de control que fueron tratados con antibióticos, oxígeno y cámara de vapor y el grupo tratado con DMSO que recibió el mismo tratamiento y adicionalmente se les dio un aerosol de DMSO, además de un antibiótico y un antiinflamatorio. Los infantes tratados con DMSO tuvieron una recuperación inmediata: treinta minutos después del tratamiento con DMSO el 80 % de los pacientes tuvieron una mejoría general y de la tos. En el 75 % de ellos bajó la frecuencia respiratoria y mejoró su capacidad respiratoria.

---

[18] Zúñiga, Aristides, Rodolfo Burdach y Santiago Rubio, *Dimetilsulfóxido en la bronquiolitis*, Anales de la Academia de Ciencias de Nueva York, 243:460-467.

También hubo un beneficio adicional en el grupo tratado con DMSO que no requirió el uso de la cámara de vapor. La inclusión de DMSO disminuyó el proceso inflamatorio y la viscosidad de las secreciones respiratorias de tal manera que podían expectorar más fácilmente. La conclusión final en las palabras de los investigadores fue: "Puesto que la aplicación es fácil, que no hay efectos secundarios y en vista de los resultados favorables en un proceso respiratorio obstructivo agudo, consideramos que el uso de este aerosol respiratorio es muy útil y beneficioso en el tratamiento de la bronquiolitis".

Un ejemplo de los niños tratados en este hospital fue un niño de tres años, con fiebre alta, tos y disnea. Su condición siguió empeorando y se le hizo una traqueotomía doce horas después de su admisión al hospital. Dos días más tarde fue transferido al servicio broncopulmonar donde su condición general era deficiente.

Se decidió suministrar al paciente 1 ml de DMSO en aerosol a través de la traqueotomía, la reacción inmediata fue un acceso de tos severa con sofocación temporal seguida y después de la expulsión de una gran cantidad de secreciones. Su respiración mejoró después y el niño se tranquilizó. Le dieron el alta en perfecto estado de salud.

El asma es considerada como la enfermedad crónica más común en los niños. Es una inflamación de los bronquios que desarrolla excesiva cantidad de moco. Un ataque agudo de asma puede afectar tanto a la respiración que el paciente fallece por falta de oxígeno. El asma puede afectar a personas de todas las edades, no solo niños, y es más complicada en las personas mayores.

El tratamiento normal para el asma está centrado en medicamentos para reducir los síntomas. Los inhaladores se utilizan para dilatar los bronquios. Los antiinflamatorios previenen la formación de moco que en casos extremos puede bloquear completamente la respiración. Por lo general, se utiliza la cortisona. Aunque estos tratamientos pueden salvar vidas en una emergencia, los efectos secundarios pueden ser fatales con su uso prolongado.

Se ha probado que el DMSO es efectivo para tratar el asma sin los efectos secundarios de la cortisona. Su uso es muy fácil, con aplicación tópica de DMSO o con en combinación con varias medicinas o hierbas. Mi bisnieto tenía un cuadro severo de asma. Su mamá le llevó al médico quien le recetó la medicina convencional para esos casos. Este tratamiento le permitió respirar un poco mejor aunque no tan bien como se hubiera deseado. Su madre estaba preocupada por los efectos secundarios tóxicos de la medicación.

Usando una loción de DMSO que contenía aloe vera, aceite de eucalipto se obtuvo mejores resultados. Se le aplicó en el pecho, alrededor de la nariz y en su frente por la noche justo antes de dormir. La mejoría fue inmediata. Podía respirar sin dificultad. Por muchos años mi bisnieto no se dormía sin usar su preparación, ya no usa la loción, ya no tiene asma (es común que se repita en la adolescencia).

Este ejemplo es solo uno de muchos en el tratamiento de la mayoría de problemas respiratorios. Sin embargo, esto no significa que una persona que tiene asma y está en tratamiento con medicaciones como cortisona deba suspender el tratamiento por su cuenta. Esto podría dar como resultado problemas severos y hasta provocar la muerte. Se debe dejar paulatinamente bajo la supervisión de un médico. Cuando se toma cortisona por un largo de tiempo las glándulas suprarrenales dejan de producir cortisol que es la hormona natural. Su médico puede pedir exámenes para determinar cómo reducir y eliminar la cortisona.

Hay otras maneras naturales para ayudar en los problemas respiratorios. Una muy importantes es mantener el cuerpo hidratado. Deben beber agua pura, el café y las bebidas alcohólicas no cuentan como bebidas porque deshidratan al cuerpo.

La alergia es un factor que contribuye al asma y a otros problemas respiratorios. El DMSO puede ayudar con estas alergias. Mucha gente que empieza a tomar DMSO para la artritis se ha dado cuenta de que la tos, el estornudo y otros síntomas alérgicos al polen desaparecen. De todas maneras, el paciente debería tratar de alejarse de alérgenos, es decir, comidas, polen en temporada y humo de cigarrillo...

Capítulo 36
Sistema visual

A pesar de que se ha prohibido temporalmente el DMSO y que se abandonó toda investigación al respecto en los años sesenta debido a una lesión en la córnea en los ojos de perros y conejos con altas dosis de DMSO, desde entonces no solo se ha probado que no es tóxico para los humanos, sino que se puede usar directamente en el ojo para revertir condiciones que de otra manera hubieran llevado a la ceguera.

Una de las más sorprendentes mejoras de la visión con el uso de DMSO ocurrió con el tratamiento de retinitis pigmentosa que causa la ceguera. El tratamiento con DMSO es simple y eficaz.

Uno de los primeros médicos que utilizó DMSO en los ojos fue el Dr. Robert Hill de Longview, Washington. Sus primeros estudios fueron reportados en los anales de la Academia de Ciencias de Nueva York en enero de 1975. Un primer paciente con retinitis pigmentosa podía ver solamente movimiento de manos con su ojo derecho y tenía visión de 20/200 en su ojo izquierdo. El tratamiento DMSO al 50 % en los ojos dos veces diarias comenzó el 10 de febrero de 1972. Cinco días después la visión de su paciente había aumentado a 20/70 en el ojo izquierdo y podía contar los dedos a cinco pies de distancia con su ojo derecho. Tres meses después su visión era de 20/50 en el ojo izquierdo. Una prueba visual posterior del ojo izquierdo en 1974 comprobó que su visión seguía siendo de 20/50 en el ojo izquierdo y podía contar los dedos a seis pies de distancia con su ojo derecho.

Un estudio posterior del Dr. Hill incluyó a 50 pacientes con deterioración provocada por retinitis pigmentosa o por degeneración macular. De los 50 pacientes tratados con DMSO, 22 mejoraron su agudeza visual, nueve mejoraron el campo visual y cinco mejoraron en la adaptación a la oscuridad. Solamente dos de los cincuenta pacientes empeoraron. Los demás no mostraron cambios notables en la visión. Sin el tratamiento, es probable que todos los pacientes hubieran seguido perdiendo la vista.

Los tratamientos posteriores han mostrado resultados positivos no solamente con problemas de retina sino con otros problemas visuales también. En algunos casos el médico tratante no sabía a ciencia cierta cuál era la causa del problema del ojo. En este caso se recomienda utilizar el DMSO. Hay casos en que el paciente es tratado por una artritis u otra dolencia y se le mejora la vista al usar DMSO.

Muchos médicos han reportado resultados positivos con una solución de 40 % de DMSO aplicada al ojo con gotero. Cuando se hace este tratamiento, se aplica normalmente una gota en cada ojo diariamente. Esto puede hacerse para todos los problemas de visión que incluyan dolor o mala visión. Al aplicarlo, el DMSO produce una sensación de escozor en el ojo durante treinta o cuarenta segundos.

No hay por qué preocuparse. Normalmente, después de ese corto escozor los ojos se sentirán mejor que antes.

Se ha utilizado DMSO también para tratar problemas de visión en personas mayores. Un médico de Los Ángeles informó que varios pacientes lograron leer más fácilmente letra impresa pequeña después de una semana de usar DMSO al 40 % en gotas.

Un hombre de noventa años no podía leer. Era un hombre muy culto que había manejado su próspero negocio hasta sus setenta y cinco años. Además, tenía una gran colección de libros que había planeado leer durante su jubilación. Sin embargo, cuando llegó a los noventa la degeneración de la mácula y otros problemas visuales le imposibilitaron leer. Su esposa le leía algunas cosas, pero para sus libros ya había contratado a un lector. Le trataban diariamente con un colirio conteniendo 40 % de DMSO, una gota en cada ojo. También tomaba una cucharadita de DMSO con jugo de naranja cada mañana. Durante la primera semana de tratamiento su visión mejoró y un mes después pudo volver a leer sus libros. Dijo también que estaba pensando con más claridad y se sentía mejor.

Un hombre de setenta y ocho años de Los Ángeles sufría de una variedad de problemas visuales y tenía dificultades para caminar y trabajar alrededor de su casa. Un médico le dijo que debía irse resignando a sus problemas y que su vista empeoraría gradualmente hasta quedarse completamente ciego. También le dijo que tenía daño del nervio óptico y otros problemas que no podían ser tratados. El médico insistió en que tenía que aceptar lo inevitable y no perder tiempo ni dinero en tratamientos que no se hayan probado.

Este hombre decidió que no aceptaba la respuesta de "ningún tratamiento". Visitó a otro médico y le mostró un artículo que hablaba del DMSO para tratar varios problemas de visión. El médico indicó que el tratamiento no estaba probado por la medicina, pero le dijo que valdría la pena intentarlo porque no era peligroso tampoco. El médico le aplicó una gota de 40 % de DMSO en cada ojo y el paciente debía tomar una cucharada de DMSO con de jugo todos los días. La esposa del paciente aplicaba una gota diaria en el paciente todos los días y el médico examinaba sus ojos cada semana. La visión de 20/200 mejoró a 20/100 en dos semanas. Un mes después la visión era de 20/70 y luego con anteojos mejoró a 20/50. Este paciente siguió con su tratamiento durante varios años. Ahora consulta a su médico cada tres meses para un examen. Él considera que se encuentra en perfecto estado de salud para sus 80 años.

El autor de este manual también ha usado colirio con DMSO al 40 % en sus ojos cuando los siente cansados. Siempre ha tenido alivio inmediato y después del escozor inicial los ojos ya no le duelen y se sienten frescos.

Capítulo 37

Túnel carpiano (síndrome)

El síndrome del túnel carpiano es la lesión por esfuerzo que se reporta con mayor frecuencia en el lugar de trabajo. Su causa es la compresión del nervio mediano de la muñeca que provoca la neuropatía del nervio. El nervio medio es el nervio de la muñeca que permite sensaciones y movimientos de la mano. La comprensión del nervio mediano causa entumecimiento, hormigueos, debilidad y daño muscular en las manos y en los dedos. El síndrome del túnel carpiano con el tiempo conduce a un daño permanente del nervio y atrofia algunos de los músculos de las manos y dedos.

El tratamiento convencional es de inyecciones de cortisona y férulas (o plantillas) nocturnas. Se han usado también algunos medicamentos antiinflamatorios. Cuando estos tratamientos no dan resultados, se hace una cirugía para cortar el ligamento carpiano transversal. Los efectos de la cirugía han sido diversos y la condición de algunos pacientes ha empeorado.

Algunos pacientes que probaron varios medicamentos e incluso cirugías han reportado resultados impresionantes con el uso de DMSO. Aquí hablaremos únicamente de DMSO aunque el MSM también ha sido eficaz.

El DMSO ha beneficiado mucho a personas con el síndrome del túnel carpiano. Primero, el DMSO es un antiinflamatorio sin efectos secundarios como los que inducen los medicamentos antiinflamatorios. Esto es muy importante puesto que la inflamación de la muñeca puede provocar la compresión del nervio mediano. El DMSO también ayuda a mejorar la circulación en el área y a reducir el dolor.

Un hombre de Los Ángeles que padecía de síndrome del túnel carpiano, tenía problemas en uno de sus pulgares. Le diagnosticaron "dedo en gatillo" ya que su pulgar estaba tan tieso en una posición de la cual no podía moverlo. Anteriormente se había operado y la operación empeoró la condición.

Finalmente, fue tratado con DMSO tópico que se aplicaba dos veces al día en el pulgar, en todos sus dedos, su mano y su brazo hasta el codo. El alivio fue inmediato. Se sintió mejor después de la primera aplicación y dos semanas después ya no tenía ningún problema con su pulgar. Estaba curado.

Conclusión

El DMSO ha demostrado ser uno de los productos más importantes para el alivio de las dolencias humanas. Es útil ya sea solo o en combinación con otros productos para el tratamiento de casi todas las dolencias que una persona puede sufrir. También se ha probado que es muy seguro. A pesar de haber sido usado por millones de personas, no existen registros de casos de muerte o reacciones tóxicas con DMSO.

Todos los médicos deberían saber sobre el DMSO. Su uso se puede incorporar a cualquier tipo de práctica médica. A menudo, los doctores no saben que tiene el paciente, los síntomas pueden ser leves y los exámenes inconclusos. No obstante, se sabe que algo está definitivamente mal. En estas circunstancias, el DMSO suele ser útil y no hace daño.

Algunas de las autoridades médicas han reclamado estudios "doble ciego" con DMSO. El distintivo olor a ajo que produce siempre cuando se usa DMSO, no permite estos estudios. Existe una manera para solucionar este problema. Un grupo de pacientes puede ser comparado con los resultados de pacientes que no hayan sido tratados o que se hayan tratado con los tratamientos más convencionales. Por ejemplo si el tratamiento convencional ayuda al 50 % de los pacientes, pero 80 % tienen efectos adversos indeseables mientras que el tratamiento con DMSO tiene la misma eficacia sin efectos adversos, el nuevo tratamiento es lógicamente mejor. El efecto placebo comúnmente es muy exagerado. Usualmente no existen razones para que un paciente o médico piensen automáticamente que un tratamiento es mejor que otro a menos que en realidad lo sea.

Como el DMSO tiene tantos usos médicos no se conforma a la idea que un medicamento es para una enfermedad. Algunos doctores tienen problema con una medicación que ayuda a un amplio rango de enfermedades.

Los tratamientos médicos cambian constantemente. Antiguamente, en los Estados Unidos, reconocidos médicos desangraban a sus pacientes con el precepto de eliminar la "mala sangre". En muchos casos este sangrado producía la muerte del paciente. Hace algunos años los marineros que usaban limas limones y naranjas para prevenir escorbuto, fueron ridiculizados por algunos miembros del cuerpo médico. Ellos pensaban que era un locura que la vitamina C pudiera prevenir una enfermedad tan grave. Insistieron en que estos marinos no eran doctores y que no conocían nada de medicina. El DMSO no es el único tratamiento que ha sido muy ignorado en los Estados Unidos. La medicina homeopática que se ha probado como segura y efectiva generalmente no es muy aceptada.

Hace algunos años leí un libro titulado *Grandes hombres de la medicina* que debería ser leído por todos los estudiantes de medicina. En este libro se men-

cionan ideas, medicinas y tratamientos que fueron
continuamente ridiculizados y a doctores que fueron continuamente perseguidos por discrepar de
los tratamientos establecidos y que después de su
muerte fueron finalmente revindicados.

Los gobiernos de todos los niveles están en
difícil situación económica. En Estados Unidos,
los costos de cuidados médicos podrían en algún
momento quebrar al país. Las instituciones médicas estatales y regionales gastan mucho dinero con
muy pocos resultados. Si todos utilizaran apropiadamente DMSO los resultados serían mejores y
se ahorraría mucho dinero. Cuando el DMSO sea
usado en todas partes, la gente de todo el mundo
podría disfrutar una vida más saludable y feliz a un
menor costo.

Sobre el autor:

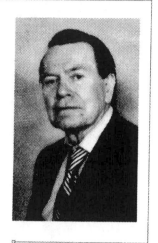

Archie Scott se graduó en 1959 de la Escuela de Ciencias de la Universidad Estatal de Oregón. El Sr. Scott conoció por primera vez el DMSO en el año de 1964. Él había sufrido una lesión grave en su rodilla derecha jugando básquetbol en enero de 1955 en su último año de colegio. Después de 8 años, en octubre de 1963, se lesionó la rodilla derecha jugando al fútbol, a pesar de la cirugía y otros tratamientos médicos ambas rodillas tenían que estar vendadas durante cualquier competencia. A inicios de 1964 comenzó a aplicarse DMSO en las dos rodillas obteniendo buenos resultados. El dolor se redujo considerablemente y podía correr mucho mejor.

El autor conoció al Dr. Stanley Jacob M.D., el padre del DMSO en 1966, y le incluyeron en la lista de publicaciones de la Escuela de Medicina de la Universidad de Oregón (ahora Universidad de Ciencias de la Salud de Oregón) y recibía información continua sobre el DMSO. Esto le permitió entrar en contacto con otros doctores dentro y fuera de los Estados Unidos. Aunque él no es médico y nunca ha reclamado serlo, el conocimiento que tiene le califica como una autoridad en el uso médico del DMSO.

Archie Scott ha sido asesor de médicos y clínicas en California, Oregón, Nevada, Minnesota, Nueva York y Nuevo México por más de cuarenta años.